MARION GRILLPARZER

GLYX
So macht Stress nicht länger dick

THEORIE

Ein Wort zuvor 5

SO MACHT STRESS NICHT LÄNGER DICK 7

Warum die moderne Zeit die Hüften
polstert 8
Schuldig: Entzündungen oder
Hormone? 9
Jeder hat so seinen Bären 12
Stress macht nur sein Opfer dick 12
Der Schlaf, die Dummheit & das
Junkfood 16
Was tun gegen Stress? Eat, pray, love 18
Ich bin gestresst – wer ist schuld? 21
Die Kraft der Stehaufmännchen 24

Wie stark hat Stress Sie im Griff? 26
Der Stress und der Bauch 27
Der Stress und die Nerven 28
Das Insulin und der ewige Hunger 29
Das Testosteron, die Börse und der
Bauch 29
Cortisol und der große Hunger 31
Zuckersucht und Botenstoffe
der Lust 33
Zuviel, das macht den Körper sauer 34
Das überforderte Gehirn 35
Die genervte Seele & die
Entzündungen 39
Der nervöse Darm 41
Der Stress und das unvariable Herz 44

Mach dich mobil! 47
Bewegung ist Leben & beruhigt 48
Der Körper ist der beste Ratgeber 50
Schlank & fit über die Haltung 52
Und ein bisschen Energiemedizin 53

PRAXIS

DAS CLEVERSTE KLEINE ANTI-STRESS-PROGRAMM DER WELT . . . 55

GLYX-Tools – Werkzeuge für ein
leichtes Leben 56
Tool Nr. 1: Geheimnisvolles Priming . . . 57
Tool Nr. 2: Das ehrliche Maßband 58
Tool Nr. 3: Stoppschild – innehalten
in einer Alltagsbewegung 60
Tool Nr. 4: Donald im Herzen 60
Tool Nr. 5: Ärger wegtappen 61
Tool Nr. 6: Stress kann man messen 62
Tool Nr. 7: Antistress-Elixier 64
Tool Nr. 8: Streicheleinheiten 65
Tool Nr. 9: Aufschreiben 65
Tool Nr. 10: Die Nasenatmung 66
Tool Nr. 11: Magische Hightech-
Schachtel 66
Tool Nr. 12: Gummibeeren 67
Tool Nr. 13: Die magische List-Liste 68
Tool Nr. 14: Detox nebenbei 69
Tool Nr. 15: Das Anti-Stress-
Frühstück 70
Tool Nr. 16: Ingweressig 72
Tool Nr. 17: Gesund snacken! 72

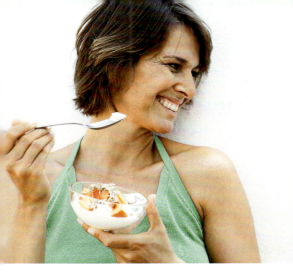
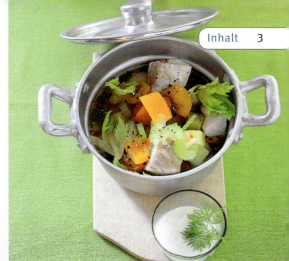

Inhalt 3

Tool Nr. 18: Der Maxxl, die mobilste Küche 74
Tool Nr. 19: Die Eiweißformel 76
Tool Nr. 20: Mit dem Ober auf Du 77
Tool Nr. 21: Die GLYX-Ampel 78
Tool Nr. 22: Grüne Karte für Fett 80
Tool Nr. 23: Warum jeder (Gestresste) sich ein Mini-Trampolin halten sollte 82
Tool Nr. 24: Hightech-Fitness für Faule 83
Tool Nr. 25: Die Bewegungs-meditation 84

Der geheimnisvolle Yogix 85
Erst einmal ankommen 86
Energie anschieben 87
Flexibilität & Balance fördern 88
Mehr Kraft & Lebensenergie 92
Zum Schluss abheben 95

GLYX-mobil – die leckere Anti-Stress-Küche 96
Die GLYX-mobil-Regeln 97

Lecker aufs Brot 99
SOS im Glas 100
Mobile Löffellust 102
Grüne Drinks 104
No Carb für Veggis 106
No Carb – Fleisch & Fisch aus der Pfanne 108
Heute schon gewrapt? 110
Wunderbare Carbs 112
Nix für Suppenkasper 114
Glück braucht nur einen Topf 116
XXL-Salate 118
Viele, viele bunte Muffins 120

SERVICE

Bücher, die weiterhelfen 122
Adressen, die weiterhelfen 123
Sach- und Rezeptregister 124
Zu bestellen 126
Impressum 127

DIE AUTORIN

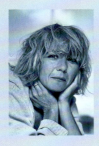

Marion Grillparzer, Jahrgang 1961, ist Diplom-Ökotrophologin und ausgebildete Journalistin. Sie lebt in München als freie Autorin und arbeitet für verschiedene Magazine. Seit vielen Jahren führt sie Interviews mit internationalen Experten zu ihren Schwerpunktthemen Ernährung und Gesundheit. Aus ihrer langjährigen Zeitschriften-Erfahrung entwickelte sie ein neues Ratgeberkonzept – mit bunten Elementen wie Interviews, Reportagen, Geschichten von und über Menschen. Mit fröhlicher Feder übersetzt sie trockene Wissenschaft in spannende Lektüre und motiviert den Leser, etwas in seinem Leben zu ändern. Ich bin erst zufrieden, wenn man über mein Buch sagt: »**Das hab ich kapiert, das mach ich.**« Auf die Frage, warum ihre Bücher so erfolgreich sind, sagt sie: »**Ich mag den Menschen. Und das liest man.**«
Mit GLYX-mobil entwickelte sie ein neues Konzept gegen Stress und die Sorge mit den Pfunden. Bestechend einfach – und wirkungsvoll.

EIN WORT ZUVOR

Alle fünf Tage erneuert sich die Magenschleimhaut, einmal im
Monat die Haut. Eine neue Leber haben wir in sechs Wochen.
Unseren Körper gestalten wir in einem einzigen Jahr zu 80 Pro-
zent neu. Das ist doch wunderbar. Wir können uns in nur einem
Jahr einen flexiblen, straffen, muskulöseren Körper bauen, mit
einer gesunden Leber, einem guten Herz, stabilen Nerven, einer
schönen Haut, einem glücklichen Gehirn.
Vor einigen Jahren erklärte die Weltgesundheitsorganisation
(WHO) Stress zum Gesundheitsräuber Nr. 1 und Übergewicht zur
Krankheit Nr. 1. Heute weiß man, wie eng beides zusammenhängt
– beides betrifft etwa 50 Prozent der Bevölkerung. Und die dick
machenden Stresshormone ackern am Fließband genauso wie in
der Führungsetage. Ein Dasein in Hektik, gespickt mit negativen
Gedanken, schiebt uns die Schutz-Schicht-Pfunde auf die Hüften.
Löst über kurz oder lang Entzündungen im Körper aus – und
macht depressiv. Dagegen kann man etwas tun. Man kann etwas
verändern. Auf eine Insel gehen – und von Fisch und Kokosmilch
leben. Oder: im Hier und Jetzt etwas verändern. Eine Veränderung braucht ein bisschen Wissen und leicht einsetzbares Werkzeug, das man ausprobiert und spürt, dass es einem guttut. Diese
Werkzeuge finden Sie in der Mitte dieses Buches. Sie heißen
GLYX-mobil-Tools. Die Tools für clevere Entspannung, fröhliche
Bewegung und genussvolles Essen, die Sie brauchen, damit Stress
Sie nicht länger dick macht. Und ich verspreche Ihnen: Es sind ir-
dische Tools, mit denen Sie Ihre inneren Kräfte wecken. Das Universum schenkt dann noch den Sonnenschein dazu. Das ist das
ganze Geheimnis von GLYX-mobil. Und natürlich meine 30 Jahre
Erfahrung mit gesundem Essen und Genießen, die tollen Rezepte
von Martina Kittler – und die magische Kraft des Yogix.
Viel Spaß, bleiben Sie gesund! Ihre

Marion Grillparzer

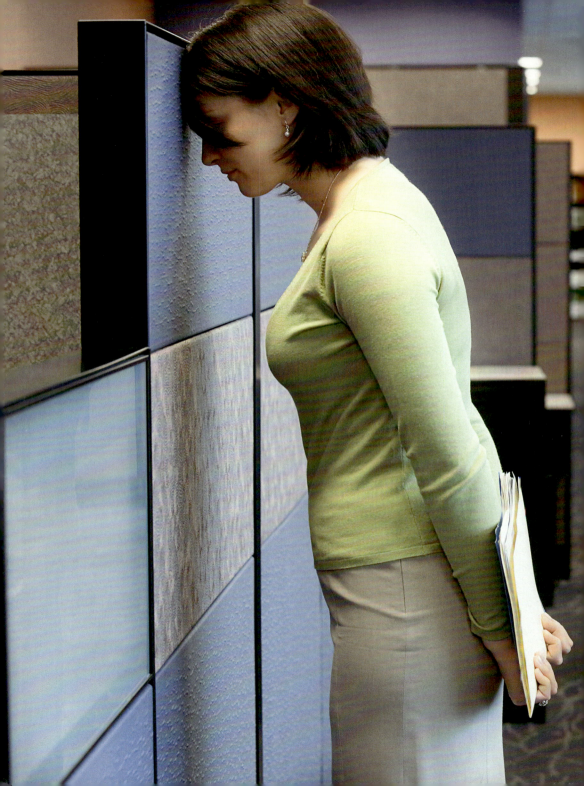

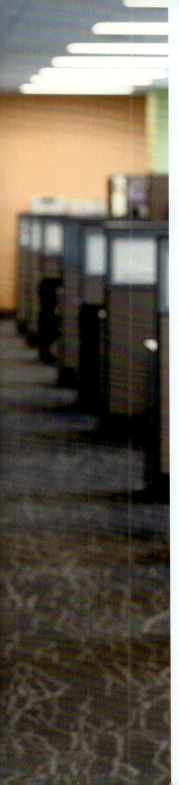

SO MACHT STRESS NICHT LÄNGER DICK

Wer sich in seinem Körper wohlfühlt, nimmt leicht ab. Wer sein Selbstwertgefühl vom Gewicht abhängig macht, tut sich schwer. Negative »Ich-fühl-mich-zu-schwer-Gefühle« bremsen über die Stresshormone den Fettabbau.

▌▌▌	Warum die moderne Zeit die Hüften polstert ...	8
▌▌▌	Wie stark hat Stress Sie im Griff?	26
▌▌▌	Mach dich mobil!	47

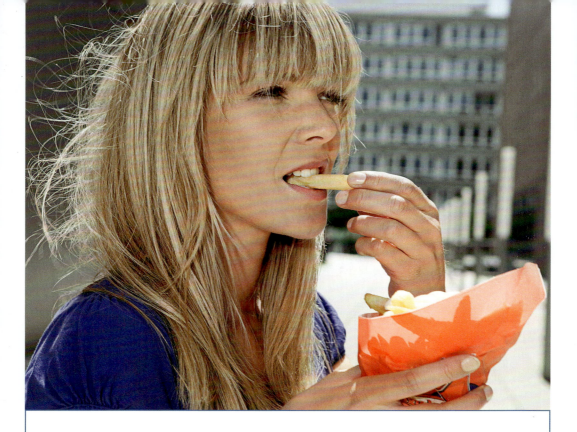

Warum die moderne Zeit die Hüften polstert ...

Laura macht seit ein paar Wochen Diät. Schreibt mir eine genervte Mail, sie nehme überhaupt nicht ab. Um die Ursache zu finden, habe ich sie eine Stunde persönlich gecoacht. Kein Wunder, dass sie nicht abnimmt. Sie macht sich selbst Stress. Jeden Morgen mit der Waage. Sie macht Ihrem Körper Stress, mit zu wenigen Kalorien. Und sie denkt ständig daran, was sie alles »nicht essen darf«. Das lockt die Stresshormone. Ihre Diät-Stresshormone wirken leider wie lauter Familienbecher Sahneeis.

Schuldig: Entzündungen oder Hormone?

Franz hat nach vielen stressigen Jahren als Außendienstler eine Depression. 20 Kilo Übergewicht. Und Entzündungs-Werte, sodass sein Arzt die Hände über dem Kopf zusammenschlug. Die neuesten Forschungsergebnisse zeigen: Stress hängt meistens zusammen mit Entzündungen im Körper, mit Übergewicht, mit Insulinresistenz (der Vorstufe zu Diabetes) und nicht selten dann auch mit einer Depression.

Rita war immer schlank. Plötzlich nimmt sie zu. Und fühlt sich ständig nervös und gestresst. Nach zwei Jahren hat sie 20 Kilo mehr. Niemand hat ihr erzählt, dass mit den Wechseljahren das Östrogen plötzlich sinkt – und dann manchmal, wie bei ihr, das Stresshormon Cortisol stark ansteigt. Wie hungrig und dick der Entzündungshemmer Cortison macht, wissen wir alle. Übrigens genauso wie ein Pilz namens Candida im Darm, der Stress liebt und von Zucker lebt. Darauf kommt man doch im Leben nicht, nur weil die Diät nicht funktioniert ...

Schuldig: Dopamin oder Cortisol?

Während Manuela mit ihrem Arbeitsstress immer dünner wird, legt Andreas zu und legt zu und legt zu. Er braucht ständig Süßes. Ist süchtig nach dem belohnenden Dopamin in seinem Kopf. Irgendwann hat er nämlich gelernt: *Oh, das tut gut. Süßes kappt dem Stress die Spitze.* Leider nur kurzfristig. Aber in der Schublade liegt ja noch ein »Dingsmachtmobil«.

Wir wissen heute, dass die Fettverbrennung stoppt, wenn wir Süßes, Stärke, Weißmehl, sprich Kohlenhydrate essen. Weil Kohlenhydrate das Blutzuckerhormon Insulin locken. Solange Insulin im Blut schwimmt, stoppt die Lipolyse. Die Fettverbrennung. Das Gleiche macht Stress auch. Er schickt den Zucker aus den Körperdepots ins Blut, das lockt das Blutzuckerhormon Insulin. Und Insulin stoppt die Fettverbrennung.

Markus ist Vielflieger und legte mit jedem Jahr einen Rettungsring mehr an. Verona Lehrerin, Petra Ärztin, Ralf Krankenpfleger – auch sie leiden unter stressbedingtem Übergewicht. Menschen in Führungspositionen und Menschen in sozialen Berufen stolpern

INFO
Eine Diät, die zu wenige Kalorien hat, stresst uns so, dass wir den Stoffwechsel drosseln, depressiv werden oder abbrechen. Gehen Sie nicht unter den Grundumsatz! Pi mal Daumen: Körpergröße minus 100 x 24. Und beachten Sie: niemals hungern.

häufig in die Stress-Kilo-Falle. Alle vorgestellten Menschen haben einen hohen Spiegel an dem Stresshormon Cortisol – schon alleine, wenn sie an die Arbeit nur denken.

So unterschiedlich wir Menschen sind, so wichtig ist eines: Man muss erst mal seine persönlichen Stressoren finden. Manchmal sieht man sie, wie die Drillinge am Rockzipfel. Und manchmal halt nicht, wie die Chemie in Fertigprodukten.

Glyxen, wünschen, Wut zeigen, Schuhe kaufen

Die Rezepte gegen die Stresspfunde sind oft supereinfach: natürlich GLYXen. Das heißt: viel Eiweiß. Viele essenzielle Fettsäuren, GLYX-niedrige Kohlenhydrate (die wenig vom Blutzuckerhormon Insulin locken) wie Vollkorn, Gemüse, saure Früchte, um aus dem Zucker-Stress-Stoffwechsel zu kommen. Und jede Menge Vitalstoffe, die die stressbedingten Entzündungsreaktionen im Körper stoppen. Freilich darf man sich jeden Tag gekonnt entspannen und clever bewegen. Mit dem Yogix ab Seite 85.

Und manchmal muss man sich nur noch etwas wünschen ... Pierre Franckh, Deutschlands König des Wünschens, stand einmal vor dem Spiegel mit knapp 15 Kilo zu viel. In zehn Wochen war er sie los – hat sie sich einfach weggewünscht. Per Gedankentransformation. Welche Gedanken und Sprüche hindern dich am Schlankwerden? Verwandle sie in positive Affirmationen. Aus »Ich schaffe es einfach nicht, abzunehmen« könnte werden: »Ich liebe meinen Körper und schenke ihm neue Leichtigkeit«, So kann sich jeder seine positive Affirmation basteln, diese an den Spiegel oder Kühlschrank hängen – und das Universum arbeiten lassen.

Wut ist eine Antriebsfeder ...

Die Grammy-Gewinnerin Alanis Morissette lässt es sich auch irdisch gut gehen. Sie freut sich z. B. darüber, dass Frauen heute Stärke und Emotionen wie Wut zeigen dürfen. »Wut ist wie Liebe in erster Linie eine Antriebsfeder«, so die Sängerin. »Nur wenn man sie unterdrückt, zerstört sie.« Wenn ihr songschreibend nichts einfällt, ist »Sandwich-Zeit«. Oder: Sie geht dann auch mal Schuhe kaufen, das ist auch eine Form, Wut auszudrücken.

REDEN HÄLT SCHLANK

Konflikte mit anderen Menschen treffen oft auf ein wackeliges Selbstbewusstsein. Man traut sich nicht, Missstände offen anzusprechen. Also: Selbstbewusstsein aufbauen – und reden! Oder: Man trennt sich ganz schnell!

Stress vom Teller statt Genuss für die Seele

Ganz viele Menschen in Deutschland, auch in Österreich und in der Schweiz machen den Fehler, ihren Stress mit an den Tisch zu nehmen. Nur jeder Zweite nimmt sich bewusst Zeit, in Ruhe zu essen, weil ihm ein unregelmäßiger Tagesablauf im Weg steht. Was haben Sie denn vorgestern alles gegessen? Machen Sie kurz die Augen zu – und überlegen Sie ganz genau ... Den meisten fällt vielleicht das Abendessen ein, weil es die einzige Mahlzeit ist, die wir mit einem Smiley versehen, mit positiven Gefühlen erleben: Feierabend. Freunde. Entspannung. Genuss.

Essen ist heute selten das, was es sein soll: Leichtigkeit, Energie tanken, Entspannung, eine fröhliche Zeit in guter Gesellschaft, Genuss, Gesundheit und Glücksgefühle vom Teller ... Essen heute ist für viele eher Stress pur: Kalorien, schlechtes Gewissen, Zeitdruck, Trägheit, schwer verdaulich, herzschädigendes Cholesterin, böse Kohlenhydrate, schreckliches Fett ...

Ein kleines bisschen möchte ich das mit diesem Buch bei Ihnen ändern. Ein wenig dazu beitragen, dass Sie Ihr Leben so verändern, dass es gesünder, fröhlicher, stressfreier wird. Und Sie trotzdem Ihre ein bis zwei Kilo pro Woche verlieren.

INFO
Stress ist für die Hüften nichts anderes als eine Tafel Schokolade. Stress verändert die Biochemie in unserem Körper – macht seine Opfer dick.

SO IS(S)T DEUTSCHLAND

Nestlé hat 2011 eine gute Studie gemacht: So is(s)t Deutschland. Ein Spiegel der Gesellschaft. Und da fanden sie heraus, dass für viele schon allein Beruf und Essen unter einen Hut zu bringen Stress ist – vor allem wenn der Tagesablauf unstrukturiert ist. 28 Prozent haben zu wenig Zeit, sich so zu ernähren, wie sie es gerne möchten.

> Statt Hungergefühl und persönliche Präferenzen bestimmen Zeitfenster, die sich im Laufe des Tages auftun, wann und was gegessen wird.
> 44 Prozent der 20- bis 50-Jährigen, klagen, dass sie generell zu unregelmäßig essen, zu spät am Abend essen und sich zu wenig warme Mahlzeiten gönnen.

Jeder hat so seinen Bären

Warum kriegt die Gämse keine Fettpölsterchen auf der Hüfte? Trifft sie auf den Bären, springt sie davon. Und stellt sich dann ruhig grasend auf die Alm. Sie entspannt sich und füllt die Energievorräte wieder auf. Und wir? Wir bleiben sitzen. Essen einen Zucker-Fett-Quickie, weil wir gelernt haben: Das entstresst. Welche Bären bringen Sie aus der Fassung? Also: Bei mir war das kürzlich ein Ziegenbock. Ja, Sie lesen richtig: der *Kleine Muck*. Es gibt nämlich auch bei mir »so Tage ...«: Ich setze Milch auf. Das Telefon klingelt. Ja, ich rede ... Es stinkt. Ich verbrenne mir die Finger. Brauche 26 Minuten, um die Sauerei auf dem Herd zu beseitigen.

> **INFO**
> Das, was einen so stresst, erkennt man am Keks, den man zeitnah ganz dringend essen muss.

Gehe mit meinem neu aufgebrühten Milchkaffee und einem vor Aufregung und Putzen schon niedrigen Blutzuckerspiegel wieder raus auf die Terrasse zu meinem Laptop, um den Suppentext fertig zu schreiben – es eilt natürlich. Ich spüre sofort: Irgendwas ist anders. So stand der Laptop doch nicht da. Himmel, was ist denn das? Auf der Tastatur ist kein »N« mehr. Ausgerechnet der Buchstabe, den man nach dem »E« am häufigsten braucht. In diesem Moment schüttet meine Leber sofort Zucker ins Blut, für die Muskeln, fürs Gehirn. Meine Bauchspeicheldrüse schickt jede Menge Insulin dazu, damit der Zucker schnell an seinen Bestimmungsort, den Muskeln, kommt. Damit ich den »N«-Räuber jagen kann. Am Mauerrand tauchen zwei Hörnchen auf. Dann ein mahlendes Ziegenbock-Gesicht. Der *Kleine Muck* springt los, ich hinterher ... Unglaublich: Ziegen fressen Buchstaben. Das »N« gleicht einem grauen, alten Kaugummi. Mein Blutzucker ist endgültig im Keller. Ich brauche dringend einen großen, süßen Mandelkeks. Die 40:60-Formel des Quickie-Glücks. Mehr dazu auf Seite 33.

Stress macht nur sein Opfer dick

Warum erzähle ich diese Geschichte? Ganz einfach, weil das Wichtigste gleich am Anfang stehen muss:

»Wir müssen wissen, was uns stresst, dann finden wir auch heraus, wie es uns nicht mehr dick macht.«

Also mich stresst im Grunde nicht der *Kleine Muck*, den liebe ich, sondern alles, was mit Technik zu tun hat, die nicht funktioniert.

Von der leise an den Nerven nagenden, schlecht spülenden Spülmaschine über die immer im Flugzeug vor dem geistigen Auge auftauchende Meldung »Jeder zweite Pilot schon mal beim Fliegen eingenickt« bis zum sich mit einem freundlichen »Fehler 321613« von meinem Universum verabschiedenden Computer. Das stresst mich unglaublich, weil ich dann nämlich Opfer bin. Einfach nix dagegen tun kann. Außer abschalten. Alles abschalten. Und das muss ich immer wieder tun – Handy, iPhone, Mail, Facebook, Computer, Mixer, Blog. Twitter, Digital, TV, Gebrauchsanleitungen ... Ich brauche technikfreie Pausen, sonst macht das alles meine Batterie leer – und meine Hüftdepots voll. Die Pausen habe ich. Im Urlaub. Im Wald. Am See. Mit meinen Pferden. Beim Joggen. Beim täglichen Abschalten – wenn es mir zu viel wird. Jeder hat so seine Helferlein, die einen sofort gut drauf bringen: Bei mir »Shaddup Your Face«, da habe ich ein Youtube auf meinem Bildschirm – oder Beereneis.

Meistens ist es die Arbeit

Jeder vierte Deutsche leidet unter arbeitsbedingtem Stress. Sagen wir mal: Jeder Vierte gibt es zu. Ich finde es grauenhaft, was sich da gerade in der Arbeitswelt tut. Viel zu viele Menschen sind völlig überfordert. Und melden sich aus psychischen Gründen krank. Burnout trifft nicht nur Leistungssportler wie Abwehrspieler Martin Amedick, ausgebrannt ist meine Nachbarin, meine Freundin, zwei Lehrer in der Schule meiner Nichte, ein Jurist im Bekanntenkreis, sogar eine meiner Ärztinnen, jede Menge meiner Kollegen in der Medienbranche – und einige meiner Klienten.

Warum? Das Stichwort heißt: Arbeitsverdichtung. Neudeutsch: Dynaxity. Dynamik trifft auf Komplexität. Wir müssen in kürzerer Zeit mehr arbeiten – dabei viel mehr und viel schneller Informationen handeln und mehr von dieser komplizierten Technik begreifen. Druck erzeugt Gegendruck. Das verbraucht Energie. Und das, was uns Energie gibt – dafür nehmen wir uns keine Zeit: Essen ist nämlich unser Treibstoff.

Wir laufen glatt um zehn Prozent schneller durchs Leben als vor zehn Jahren – und werden neunmal häufiger wegen Ausgebranntsein krankgeschrieben als damals.

GUT ORGANISIERT
Zeitdruck heißt meistens eine schlechte Organisation. Bringen Sie morgens schon Struktur in den Tag, führen Sie »To-do-Listen«. Lesen Sie ein Buch des Zeit-Meisters Professor Lothar Seiwert.

OFFLINE GEHEN

Das heißt nichts anderes als Achtsamkeit. Entspannt sein im Hier und Jetzt. Wer sich auf den Augenblick konzentriert mit allen Sinnen, wer ihn fühlt, hört, riecht, schmeckt, den stressen weder die Angst vor der Zukunft noch die Fehler der Vergangenheit. Man tankt Ruhe und Gelassenheit und öffnet sich die wahren Törchen zum Glück.

Es ist ein Geschenk, offline zu gehen

Wir sollten, wollen, dürfen den Aufbruch in die digitale Welt dazu nutzen, Leben und Arbeiten so in eine Balance zu bringen, dass sich beide Bereiche optimal entfalten können. Das sagt auch Ursula von der Leyen. Unsere Bundesarbeits-Ministerin. Ich habe sie gesehen auf dem DLD Women (Digital-Life-Design) von Burda-Medien. Eine tolle Frau. Ihre Mimik, Ehrlichkeit, ihr Mitgefühl, Interesse, Herz … Sie rät uns Frauen: »Sei Boss – und hab' Babys.« Wenn man sich von jedem Ort aus an jeden virtuellen Arbeitsplatz der Welt begeben kann, lassen sich Arbeit und Familie besser miteinander vereinbaren. »Sei flexibel, verliere aber die Balance nicht.« »Lasst uns ruhig hart arbeiten, aber lasst niemals jemand anders dafür sorgen, dass ihr schwitzt.«

Und sie sagt auch: »Die neue Technik macht uns mobil, öffnet Türen. Aber es ist ein Geschenk, offline zu gehen.« Offline gehen heißt: Handy nicht mit zum Wandern nehmen. Am Wochenende keine E-Mails lesen, mal bei der Freundin klingeln, statt eine SMS zu schreiben.

GU-ERFOLGS-TIPP SCHNELL GLYXEN

Nutzen Sie fürs Arbeitsessen die Hilfe anderer. Der Eismann bringt Tiefgefrorenes, Sie schichten es in die Tiefkühltruhe. In nur wenigen Minuten zaubert man aus Gemüse plus Huhn oder Fisch im Wok ein Essen zum Mitnehmen in den Job. Die Ökokiste bringt alles zu uns nach Hause, was wir wirklich brauchen, Regionales, Saisonales und alles in Bio-Qualität. Nicht teurer als aus dem Supermarkt. Einfach im Internet »Ökokiste« eingeben. Sie finden einen Bauern in Ihrer Nähe. Und warum nicht im Freundeskreis, in der Nachbarschaft abwechselnd einen Vorrat an Eintöpfen, Suppen, Broten … kochen, backen. Dann einfrieren. Und auftauen, wenn man's braucht.

Was zerrt an Ihren Nerven

Im folgenden liste ich mal auf, was die Menschen am häufigsten dick macht. Was davon stresst Sie? Ergänzen Sie die Liste mit Ihren persönlichen Stressoren auf einem Extrablatt.

Leistungsstressoren
> Über- oder Unterforderung
> Schichtarbeit
> Zeit- und Termindruck
> Unvereinbarkeit von Beruf und Familie
> Schlechte Bezahlung oder fehlendes Lob
> Prüfungen, Verhandlungen, Vorträge
> Ständig unterwegs sein

Soziale Stressoren
> Mobbing unter Kollegen
> Familiäre Streitigkeiten
> Einsamkeit oder Liebeskummer
> Auslöser negativer Gefühle: Frust, Neid, Traurigkeit …

Unvorhersehbare Ereignisse
> Eigene Krankheit
> Krankheit eines Familienmitglieds
> Tod eines geliebten Menschen

Physikalische Stressoren
> Diät (zu wenig Kalorien, kein Genuss)
> Lärm (vom Bett bis zum Großraumbüro)
> Stoffwechselstress: schlechte Ernährung, zu wenig Vitalstoffe, zu viel Sport, Entzündungen
> Umweltgifte (Arbeitsplatz, Zusatzstoffe im Essen)
> Schlecht ausgestatteter Arbeitsplatz
> Viel Computerarbeit
> Viel Sitzen, viel Stehen

Mich stresst …

ENTSPANNEN
Vor Prüfungen, wichtigen Verhandlungen und Vorträgen mit einer kleinen Technik bewusst entspannen – siehe Seite 86.
Unvorhersehbare Ereignisse wie Krankheit oder Tod können einem den Boden unter den Füßen wegziehen, zu Resignation, Depressionen und Existenzängsten führen. Hier hilft das Gespräch mit ähnlich Betroffenen. Die Selbsthilfegruppe.

Der Schlaf, die Dummheit & das Junkfood

Es gibt so Tage, da verdonnere ich meine Mädels in unserer kleinen Schreibwerkstatt zu Junkfood. Wir lassen uns dann glatt vom Burgerman Burger zum Mittagessen liefern. Mit allem Pipapo. Zuckerketchup. Pommes, Cola ... Ich weiß, das darf ich eigentlich nicht erzählen: Im Hause einer Ernährungsexpertin fällt das unter die Rubrik »Körperverletzung«. Ich erzähle es trotzdem, denn: Burger essen ist menschlich. Und es steckt auch Wissenschaft dahinter. In Form einer schlecht geschlafenen Nacht. Ich komme nur auf die Idee, Junkfood zu bestellen, wenn mein Hirn ausgeknockt ist. Nämlich wenn mich tagsüber mal wieder etwas soooo gestresst hat, dass ich nachts um vier Uhr eine ganze Kompanie rumnörgelnder Menschen mit in meinem Bett habe, die mich beim Schlafen stören. Dann bin ich am nächsten Tag die geeignete Versuchsperson für die Forscher der Universität of California.

Schlechter Schlaf lässt die Vernunft leiden

Wissenschaftler der Uni California legten 23 gesunde Menschen in einen Magnetresonanztomographen (wissenschaftlicher Fotoapparat für unsere Weichteile). Einmal, nachdem diese gut und lange geschlafen hatten. Und einmal, nachdem sie ganz früh geweckt wurden. Die Forscher befragten sie nach ihrem Appetit auf bestimmte Nahrungsmittel und untersuchten das Gehirn. Sie stellten fest, dass Bereiche im Frontallappen, dort, wo vernünftige Entscheidungen gefällt werden, unter Schlafmangel ganz schön leiden. Müde kann man keine sinnvolle, gesunde Entscheidung treffen. Man entscheidet sich für Cheesburger statt Käse-Gurken-Sauerteigroggenbrötchen. Für Apfeltasche anstelle von Apfelschnitzen ... 30 Millionen Deutsche leiden unter Schlafstörungen – und zehn Millionen unter solchen, die dringend einer Behandlung bedürfen. Viele wissen nicht mehr, wie man sich ausgeruht, frisch und fröhlich fühlt, weil man den mangelnden Schlaf auch noch mit Junkfood therapiert. Darum zeigen viele Studien: Schlafman-

WENN-DANN ...

Mit der Wenn-dann-Regel kann man Gewohnheiten brechen, flexibler werden. Wenn mir langweilig ist, dann ess ich keinen Keks, sondern male ein Aquarellbild. Wenn ich schlecht geschlafen habe, bestell ich keinen Burger, sondern einen Salat Nizza ... Machen Sie sich eine persönliche Wenn-dann-Liste.

gel führt zu Übergewicht und Stoffwechselstörungen wie Diabetes Typ 2. Weil wir weniger vom Satthormon Leptin ausschütten und mehr vom Hungerhormon Grehlin. Die aktuellen Studien zeigen, dass wir in unserem Gehirn die Kontrollfunktionen verlieren, wenn wir müde sind. Das macht den Griff zu einem ungesunden Dickmacher, der vermeintlich Energie schenkt, leicht.

Was raubt uns den Schlaf?

Stress. Stress. Noch mal Stress. Gott sei Dank gibt es so viele Stresskiller. Dem einen hilft die Kaffeepause, dem anderen helfen die Laufschuhe, dem nächsten die Töne aus dem MP-3-Player. Es gibt so viele Wege, um zu entspannen. Finden Sie einen, der zu Ihnen passt. Es lohnt sich, denn dann schläft man plötzlich auch gleich viel besser. Außer was anderes stört die Nachtruhe: ein sägender Partner, eine traurige Seele, Alkohol, Lärm, eine Wasserader, ein zu voller Magen, zu wenig Bewegung. Schlafstörung kann auch die Folge sein von Herzleiden, zu hohem Blutdruck, Asthma, Schilddrüsenüberfunktion, Gicht, Rheuma und Übergewicht, Apnoe, Restless Legs. Achtung: In den Wechseljahren schläft man plötzlich schlecht ist man leichter gestresst – und die Pfunde wuchern. Schlafmittel allein helfen in vielen Fällen nicht. Man muss herausfinden, was den Schlaf stört. Dabei hilft das Schlaflabor.

GU-ERFOLGSTIPP   WAS LÄSST UNS GUT SCHLAFEN?

Meditation: Wer nachts nicht genug schläft, kann mit einer Zwanzig-Minuten-Meditation zwei Stunden aufholen.
Morgens laufen: Ich bin ein Morgenmuffel, darum laufe ich jeden Morgen oder gehe aufs Trampolin. 30 Minuten. Danach bin ich frisch. Bewegung und Licht ziehen die innere Uhr auf. Und die lässt einen dann auch nachts besser schlafen.

Kleine Schlafhilfen: Milch mit Honig, Joghurt mit einer süßen Frucht – oder die Aminosäure Tryptophan aus der Apotheke.
Auch gut: Eine halbe Stunde vor dem Einschlafen eine Tasse Tee aus 1 Teil Melissenblätter, 1 Teil Hopfenzapfen, 1 Teil Baldrianwurzeln langsam trinken.

Was tun gegen Stress? Eat, pray, love

Genauer: Eat GLYX, pray oder meditiere und love to move – so könnte man das Erfolgsprinzip gegen Stress mit wenigen Worten wunderbar zusammenfassen. Wer den Film kennt, weiß sowieso, was ich meine ... Für alle anderen:

»Eat GLYX« – und tanke Glück

GLYXEN

GLYX ist eine clevere Trennkost: Sie trennt nicht den Käse vom Brot, das Obst vom Joghurt, sie trennt nicht Genuss. Sie trennt aber die fatale Kombination Zucker oder Weißmehl und viel tierisches Fett. Denn das kann man sich gedanklich gleich auf die Hüfte kleben.

Vielleicht kennen Sie mein Buch: Die GLYX-Diät. Dahinter steckt der glykämische Index. Und mit diesem Zungenbrecher hab ich die Diät vor vielen Jahren in Anlehnung an den DAX einfach GLYX genannt. Heute steht das im Duden. Was mich schon stolz macht. GLYX ist eine Zahl von 1 bis 110, so etwas wie eine moderne Kalorie, die besagt, ob ein Nahrungs- oder Lebensmittel dick macht oder dünn. Sie ist aber keine Zähler-Diät, sondern eine Genuss-Diät. Und sie ist die ideale Diät gegen Pfunde, die der Stress an den Hüften andockt.

1. Weil sie uns aus der Stress-Heißhunger-Zuckerfalle holt. Uns kohlenhydratfreie Phasen verschafft, in denen der Körper Fett verbrennen kann.
2. Weil sie antiinflammatorisch wirkt, also den durch zu viel Stress im Körper angeheizten schwelenden Entzündungen überhaupt keine Chance mehr lässt.
3. Weil sie uns genießen lässt, denn nichts ist verboten – und dabei satt macht.
4. Weil GLYXen fröhlich stimmt, entspannt und zufrieden macht. Essen ist unser Treibstoff – und unsere Droge.

Voll im Trend: GLYX-mobil

Sie wollen jede Woche ein bis zwei Kilo verlieren – je nach Ausgangssituation? Außer Haus essen? Gesund. Gutes für Linie und Laune? Kein Problem: Packen Sie den Guide in die Tasche, der hilft Ihnen unterwegs, beim Bäcker, im Flieger, im Restaurant. Das Transport-Genie Maxxl (siehe Seite 74) bringt Flexibilität in den Essalltag. Dazu passt das GLYX-mobil-Baukastensystem, auch konzipiert für den Henkelmann. Natürlich wie gewohnt aus der Zauberküche von Martina Kittler. Auf Sie warten:

VORSICHT: TO-GO-MENTALITÄT

To-Go ist schnell und praktisch in unserer hektischen Zeit. Wie viele Menschen haben da draußen auf der Straße einen Becher in der Hand? Tanken nebenbei, unterwegs den Körper voll. Rastlos. Mit Dingen, die ihm gar nicht guttun. Ein Green Smoothie mit Kräutern und Gemüse wäre ja noch was. Aber diese Milch-Mix-Zuckerbomben kurbeln sofort den Heißhunger-Stress-Stoffwechsel an. 1 Flasche (0,4 l) Frucht-Buttermilch hat 50 g KH, 1 Flasche (0,4 l) Milchmix »Nuss« 50 g KH, 1 Becher (200 g) Vanille-Pudding 32 g KH, 1 Becher (200 g) Milchreis mit Zimt 38 g KH, 1 Becher (0,2 l) Cafe Latte 22 g KH, 1 Fläschchen (0,1 l) probiotischer Drink 10 g KH. Gesunde To-Gos finden Sie auf den Seiten 102 und 104.

> **Rezepte für den Vorrat:** GLYX-Wraps zum Einfrieren, Thunfisch-Basilikum-Aufstrich, Petersilien-Walnuss-Pesto ...
> **Frühstück für unterwegs:** Gurken-Wasabi-Lassi, Rosmarin-Walnuss-Joghurt und grüne Smoothies
> Mobile **No Carbs für Veggis, von der Angel ... :** z. B. Gemüsepfanne mit Feta, Gemüse-Frittata, Lachs-Kohlrabi-Pfanne
> **Leckere GLYX-Päckchen für die Transportbox:** Wraps
> Herrliche Pasta nach der 1:2:3-Formel: Brokkoli-Orecchiette mit Mozzarella, Dinkel-Gemüse-Curry mit Garnelen ...
> **Superpraktische Schlankmacher:** Suppen & Eintöpfe

Da tut sich was (auch langfristig) auf der Hüfte ...

Essen nach dem GLYX-Prinzip reguliert den Blutzucker und mit ihm das Heißhunger- und Fettspeicherhormon Insulin. Eiweiß und essenzielle Fettsäuren beugen Entzündungen vor, erhöhen die Stressresistenz – und ganz nebenbei auch noch die Thermogenese: Kalorien verpuffen als Wärme über die Haut. Wer zu GLYX-niedrigen Lebensmitteln greift (siehe Seite 79), auf ausreichend Eiweiß und essenzielle Fettsäuren achtet, der kann sich lebenslang von seinen überflüssigen Pfunden verabschieden. Denn die große Diogenes-Studie zeigt, dass der Jo-Jo-Effekt ausbleibt.

Eiweiß ist die Grundlage für den Diäterfolg. Eiweiß hilft Fett verbrennen, macht satt und hält den Körper jung und gesund.

... und es tut sich was im Kopf & in den Genen

Wir brauchen ein fittes und fröhliches Gehirn, den ganzen Tag. Cornflakes, Nussnugat- oder Marmeladenbrot zum Frühstück setzen Stresshormone frei, die reduzieren die Denkleistung um 50 Prozent. GLYX geht das morgens lieber mit Eiweiß und Vitalstoffen an, einem Früchtedrink oder einem Gemüseomelette oder meinetwegen auch mit Fisch ... Und: Mit ein paar GLYX-mobil-Regeln wickelt sich auch das Geschäftsessen nicht um den Bauch. GLYX ist eine Diät, die der Arzt verschreibt. Sie schützt das Herz, beugt Diabetes vor, stärkt das Immunsystem, hält den Kopf fit. GLYX schmeckt Jung und Alt. Frau und Mann, Single und Partnern. Dicken und Dünnen. Familie, Freunde essen mit – und merken nix von »Diät«. Was rede ich ... Probieren Sie sie lieber aus. Starten Sie mit der GLYX-mobil-Powerwoche auf Seite 98. Und wer noch mehr wissen will, holt sich das Buch »Die neue GLYX-Diät«.

> **TIPP**
> Das macht schlank im Schlaf: Abends ab und zu Beilage, Dessert und Bier weglassen – und schon baut das Wachstumshormon über Nacht Fett ab und Muskeln auf. Aber bitte nur ab und zu! Alles andere macht unglücklich.

Love to move – Bewegungsliebe entdecken

Nun, da treffe ich oft auf keine Gegenliebe. Mancher hat sein Bewegungs-Gen halt noch nicht angeknipst. Aber auch hierbei möchte ich helfen. Mit einfachen Rezepten, wie dem Mini-Trampolin (siehe Seite 82), und Raffiniertem, wie dem Yogix. Einem kleinen magischen Programm aus traditioneller Sportwissenschaft, Embodiment – der neuen Lehre vom Körper und den Gefühlen, Yoga und Energiemedizin. Sie werden es lieben. Wetten dass?

Danke sagen! Meditieren

Zum Schluss: Einer der stärksten Stresskiller ist das Gebet. Studien zeigen: Der Glaube an eine höhere Macht, die das Schicksal zum Guten wenden wird, erhöht die Stressresistenz, hält lange schlank und gesund. Früher hat man am Tisch gebetet (heute legt man merkwürdige Energiekärtchen unter den Teller). Man hat sich dafür bedankt, was da auf dem Teller lag. Und da haben sich die inneren Energien so geändert, dass das Essen einem viel besser bekam. Dass es einen wirklich mit guter Energie auflud. Einfach ausprobieren: »Danke!« sagen, allen Menschen, Pflanzen, Tieren, die dazu beigetragen haben, dass z. B. ein überbackener Ziegenkäse auf Rucola-Salat mit

Feigen auf dem Teller liegt. Wenn man sich öfters darüber Gedanken macht, dann wertschätzt man das Essen auch mehr. Und vielleicht ist man sogar bereit, etwas mehr dafür zu bezahlen. Dann liegt mit Sicherheit noch mehr Gesundheit, mehr gute Energie auf dem Teller.
At last but not least: Meditation ist die Kunst, dem ganzen Körper, dem Leben und dem Universum »Danke!« zu sagen! Da muss man nicht auf einem Kissen sitzen. Das kann man auch bewegt tun. Lesen Sie das Tool Nr. 25, Seite 84.

Ich bin gestresst – wer ist schuld?

Woran liegt's eigentlich, dass einer die Gelassenheit eines Faultiers hat, der andere ständig wie ein HB-Männchen in die Luft geht? Stressforscher schätzen, dass Stressanfälligkeit zu 30 Prozent genetisch bedingt ist. Da wir gegen unsere Gene nicht machtlos sind, kann uns das egal sein. Wir können – so die neue Forschungsrichtung namens Epigenetik – mit Bewegung und gutem Essen die Stressgene ausschalten. Die meisten unserer Gene können wir jederzeit hoch- oder runterregulieren. Gute Gene anschalten, die nicht so guten abschalten. Und die Gene hören auf unseren Atem, die Bewegung, den Schlaf, das Essen, die Beziehungen und auf unsere Umwelt. Wir können mit unserem Lebensstil ganz stark beeinflussen, wie gut es uns geht. Ein Leben lang.

Wir können es auch auf die Mutter schieben ...

Frauen, die während der Schwangerschaft hohe Cortisolwerte haben, bekommen stressanfälligere Babys. Oder wir schieben es auf die Kindheit: Natürlich können uns auch traumatische Erlebnisse in den ersten sieben Lebensjahren, wenn wir unsere Identität entwickeln, lebens-

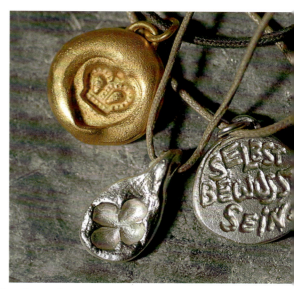

Zum Glück gibt's in unserer hektischen Welt Glücksbringer, die uns ein wenig Spiritualität schenken.

GLÜCKSBRINGER

Nichts macht die Gedanken leichter als ein kleines Amulett. Es schenkt uns ein Stückchen Spiritualität. Das tut so gut in der kühlen Welt des Verstandes. Und es ist immer greifbar, wenn wir ein bisschen Glück brauchen, Gesundheit, Liebe, Kraft oder Energie – wenn wir uns im stressigen Alltag kurz an etwas festhalten wollen.

länglich stressanfälliger machen. Aber auch den Traumen sind wir nicht hilflos ausgeliefert. Wir können mit unserem Lebensstil Schritt für Schritt eine robustere Seele, mehr Resilienz entwickeln (siehe Seite 24).

Auch unsere Persönlichkeit spielt eine Rolle: Erfolgsorientierte, ehrgeizige, sehr engagierte, ungeduldige und unruhige Menschen sind besonders stressanfällig. Leider macht's auch der Charakter: Feindseligkeit, Zynismus, Wut, Reizbarkeit und Misstrauen sind krank und dick machende Stressemotionen pur. Humor, viele Freunde entziehen dagegen dem Stress den Stachel.

Einfach ein bisschen flexibler sein

Starrheit aufgeben. Das heißt, wir müssen uns aus unserer Komfortzone rausbewegen. Dem Einigelplatz, in dem wir uns angstfrei bewegen. Uns unseren kleinen und größeren Ängsten stellen, ruhig auch Fehler machen. Ein bisschen mutig werden. Dann wächst unser Selbstbewusstsein. Das brauchen wir.

Heute weiß man: Nicht die großen Sorgen stressen uns, sondern die täglichen kleinen Nadelstiche, die kleinen Cortisol-Spritzchen, die kleinen alltäglichen Ärgernisse. Der ständig motzende Nachbar, die neidischen Kollegen, das Gerenne von Termin zu Termin, die unzähligen kleinen Verpflichtungen ... Was tun? Stress nicht mehr länger mit Kalorien-Quickies zustopfen. Flexibilität trainieren. Stressresistenz entwickeln. Man kann sich nämlich einen biologischen Wattemantel basteln. Dadurch perlt viel mehr von einem ab. Das funktioniert ganz einfach mit Bewegung, Entspannung und gutem Anti-Stress-Essen, einer großen Portion Flexibilität. Dann werden Sie plötzlich völlig anders leben. Vielleicht ein bisschen wie Picasso. Mit einer anderen Einstellung: »Nichts zu tun erschöpft mich«, sagte Pablo Picasso, »wenn ich arbeite, entspanne ich mich.«

GU-ERFOLGSTIPP
KOMFORTZONE VERLASSEN

Kennen Sie Deepak Chopra, den Poeten unter den Wissenschaftlern? Den indischen Arzt und Philosophen hätte man früher als g'spinnerten Guru in der Eso-Ecke abgestellt. Heute hält er Vorträge vor Wissenschaftlern über »Heilung, Transformation und ein höheres Bewusstsein«. Er sagt: »Du kannst alles, was du willst. Wir können unseren Körper verändern, wir können unser Gehirn verändern, wir können sogar unsere Gene verändern.«
Wir müssen es halt nur tun. Unsere Komfortzone verlassen. Uns bewegen. Uns entspannen. Und gesund essen.

Die Klavier-Rolltreppe des Lebens

Wie kann man Menschen dazu bewegen etwas Gesundes zu tun – wenn sie auch noch im Stress sind? Das ist mein großes Thema. Wie bringe ich Menschen dazu, Roggenschrotbrot zu essen statt Baguette? Zehn Minuten zu kochen, statt die 5-Minuten-Terrine aufzureißen. Die Treppe zu nehmen anstelle der Rolltreppe … Dazu gibt's ein Youtube »Pianotrappan«. Als StreetArt-Akt hat die schwedische Glücksplattform Rolighetsteorin die Stufen der U-Bahn-Station Odenplan als Klavier umfunktioniert. Jede Treppe ist eine Klavier-Tastatur. Beim Rauf- und Runterlaufen gibt's Töne. Sehr lustig. Die Leute sind rauf und runter gesprungen, haben experimentiert … Da steckte Bewegung drin. 66 Prozent mehr Menschen nutzten plötzlich die Treppe. Was zeigt das: Eine Verhaltensänderung kriegt man hin, wenn man Spaß mitliefert.

7 Spaßregeln gegen den Stress

1. Bewegung muss Spaß machen – und effektiv sein. Wie das Mini-Trampolin mit Schwungmasse-Hanteln und 120 bpm.
2. Die fröhliche Energie-Tankstelle für Körper und Geist heißt: Yogix. Ausprobieren, spüren und wundern! Ab Seite 85 .
3. Gesundheitsrezepte müssen einfach sein. Wie unsere Tools ab Seite 56. Man kann z. B. mit einem einzigen Satz morgens gute Laune tanken, die den ganzen Tag anhält …
4. Essen macht Freude. Martinas Rezepte sind pures Vergnügen, wahrer Genuss, superschnell gekocht – und für flexible Menschen »To go!« Beweis ab Seite 99. Dazu gibt's den trendigen Maxxl (Bezugsadresse siehe Seite 126).
5. GLYXen macht glücklich. Auf dem Teller liegt Moodfood, Bausteine für Gute-Laune-Botenstoffe.
6. Wissen macht unabhängig. Schenkt einem die Freiheit, im Alltag das zu wählen, was der Körper wirklich will: echtes Moodfood, wahre Happymeals …
7. Einfach praktisch – macht schon mal froh: clevere Transportsysteme, informative Tabellen, schnelle Rezepte, kluge Vorratshaltung … Und der kleine GLYX-mobil-Guide am Ende des Buches zum Herausnehmen für die Tasche.

TIPP

Mit GLYXen und der passenden Bewegung nehmen Sie leicht und relativ viel ab. Der Körper verändert sich nach und nach.

Die Kraft der Stehaufmännchen

Kennen Sie den Begriff Resilienz? Das kommt von resilere (lateinisch) und heißt zurückspringen, abprallen. Es beschreibt die Fähigkeit, mit belastenden Situationen umzugehen. Unsere seelischen Abwehrkräfte. Viel Resilienz hat ein Flummi. Er verformt sich kurz beim Aufprall, kommt aber wieder kugelrund zurück. Das würden wir uns auch wünschen. 100-prozentige Regeneration der Seele kurze Zeit nach einer Strapaze. Diesen »resilienten« Menschen kann Stress natürlich nicht krank machen, nicht depressiv und auch nicht dick. Unmöglich.

Einer steckt einen Schicksalsschlag weg. Der andere leidet ein Leben lang darunter. Den einen macht Stress krank, am anderen perlt schier Unglaubliches ab. Der eine hat eine hohe Resilienz, dem anderen fehlt sie. Warum ist das so? Das interessiert Genetiker, Neurobiologen und Psychologen. Denn nicht nur die Gene, auch die Umwelt sorgt für starke seelische Abwehrkräfte.

Die wichtige Prise Anerkennung, Wissen, Neugierde

Die Entwicklungspsychologin Emmy Werner dokumentierte auf der Insel Kauai über 40 Jahre lang die Entwicklung von 210 Kindern, die unter Armut, Misshandlung und Vernachlässigung litten. Schlechte Chancen, meint man. Trotzdem wurden aus einem Drittel zuversichtliche, liebevolle und leistungsfähige Erwachsene. Viele Studien folgten mit den gleichen Ergebnissen. Für Resilienz haben wir Gene, klar – doch die können wir natürlich auch beeinflussen. Ein starker seelischer Schutzpanzer entwickelt sich trotz schlechter Gene, trotz Armut – in der Kindheit durch Liebe, Anerkennung und Wertschätzung. Er ist die Grundlage für ein Selbstwertgefühl, das uns Verantwortung übernehmen lässt und die Kraft gibt, Konflikte zu bewältigen. Dazu gehört eine Prise Bildung, die uns lehrt, schwierige Situationen anzupacken, innere Kräfte zu mobilisieren – und die Fähigkeit, bitte nicht überlesen, das ist sehr wichtig: andere um Hilfe zu bitten. Auch als Erwachsene können wir mehr seelische Widerstandskraft entwickeln. Gute Beziehungen, kulturelle Aktivität, gutes Essen, Bewegung und ein Haustier machen, so Studien, unsere Seele widerstandsfähig gegen Stress.

SCHLANK-GARANTIE

Eine Lebenseinstellung mit einem alles durchdringenden, überdauernden, dynamischen Gefühl der Zuversicht. Das Leben ist verstehbar, keine Last, eine Herausforderung.

Wie kriegt man mehr Resilienz?

Nichts bleibt, wie es ist. Wir sind weder Sklaven unserer Gene noch Opfer unserer Umwelt. Das Zusammenspiel von Genen, Erfahrungen und neuem Verhalten verändert alle molekularen Abläufe in unseren Zellen – und damit unser Gehirn. So kann man ein gestresstes System in ein widerstandsfähiges verwandeln. Dann braucht man auch die Frustschokolade nur noch selten.

> **Mehr Sport, der Spaß macht.** Auf dem Trampolin wird man zum Flummi. Der Yogix (siehe Seite 85) schenkt die nötige Flexibilität. Vibration macht in Minuten stark.

> **Mehr Vertrauen in die eigene Selbstwirksamkeit:** Ich bin meinem Schicksal nicht ausgeliefert, ich kann etwas bewegen. (Das blöde iPhone an die Wand schmeißen ... oder es Wolf geben, damit er es mir erklärt). Ich bin kein Opfer und nehme mein Leben selbst in die Hand – meine Gesundheit, mein Gewicht, meine Sorgen, meine Ziele, meine Wünsche .... Wie funktioniert das? Durch TUN. Die Komfortzone immer wieder verlassen. Auch wenn es weh tut: leben, lernen, auch aus Fehlern.

> **Ganz wichtig: Die eigenen Stärken kennen – und mobilisieren.** Worin sind Sie denn wirklich stark? Welche Probleme, Situationen haben Sie in der Vergangenheit denn schon gemeistert? Machen Sie mal eine Liste. Und nehmen Sie sich dafür eine Stunde Zeit. Dann stellen Sie sich die Frage: Was muss ich noch dazulernen, um, egal welche, Krisen künftig viel leichter zu meistern?

> **Resilienz heißt, zu wissen, dass man nicht alleine ist.** Sind Sie nicht. Ist keiner. Man muss nicht immer alles allein hinbekommen. Um Hilfe zu bitten zeigt Größe. Resilienz wächst, indem man sich bewusst macht, dass wir viele Menschen an unserer Seite haben, die uns mögen und unterstützen. Diese Glücksbringer machen uns stark.

> **Augen auf und durch ...** Die Vogel-Strauß-Technik passt nicht zu resilienten Menschen. Sie schauen, auch wenn das oft schwierig ist, dem Problem ins Auge. Mutig, gell? Ganz wichtig ist, den Fokus auf die Lösung zu richten. Nicht das Problem diskutieren, mit der Situation hadern, sondern sich selbst fragen: Was hilft mir weiter? Und es tun!

FÜR MEHR RESILIENZ
Gutes Essen, Bewegung und Entspannung hilft uns, in kritischen Lagen weniger vom depressiv, krank und dick machenden Cortisol auszuschütten. Und aktiviert die Resilenzgene, die den Stoffwechsel der Nervenbotenstoffe Serotonin und Noradrenalin regeln. Beide machen schlank.

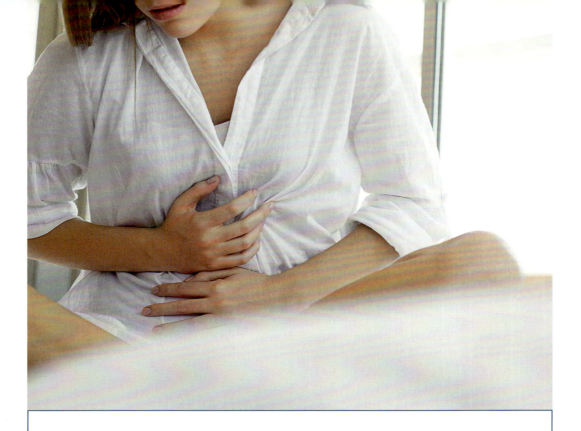

Wie stark hat Stress Sie im Griff?

Stress lässt unsere Bäuche wachsen. Muss nicht sein. Wie stark sitzt Stress schon in Ihrem Körper fest? Das können Sie mit den nächsten Seiten ungefähr abschätzen. Hat der Süßhunger Ihr Gehirn im Griff? Grummelt der Darm häufiger, leiden Sie gar unter einer Lebensmittelunverträglichkeit? Sind Sie eher unglücklich – dann sollten Sie den Entzündungswert hs-CRP in Ihrem Körper kennen. Und wie sieht es mit Ihrem Herz aus? Schlägt es im Takt? Gehirn, Darm, Seele, Herz zeigen, wenn Stress zu viel wird.

Der Stress und der Bauch

Warum macht ein Bauch immer dicker? Das Fett um die Darmschlingen und in der Leber produziert Entzündungsstoffe und Hormone, die Zellen gegen Insulin unempfindlich machen. Sowohl Muskeln als auch Gehirn hören nicht mehr auf das Blutzuckerhormon. Je dicker der Bauch, desto hungriger ist man. Außerdem raubt der Bauch dem Mann Testosteron. Das Enzym Aromatase wandelt männliche Hormone in weibliches Östrogen um. Es wird vom Stresshormonen aktiviert. Es sorgt dafür, dass zum Bauch auch noch ein Busen wächst. Das Spurenelement Zink hemmt übrigens die Aromatase. Stress kann man auch messen. Bei Männern liegt er hinterm Hosenbund über 102 Zentimetern, bei Frauen über 88 Zentimeter. Viele, die Verantwortung haben, tragen einen Bauch. Manager/innen-Syndrom sozusagen. Warum lässt Stress den Bauch wachsen? Das hat die Evolution sich eigentlich so nicht ausgedacht. Die Natur hat uns ein Stressprogramm in die Gene gepackt, das uns hilft, den Bären zu überleben. Auch den Neuzeit-Bären, den im Blechmantel, der uns auf der Autobahn auf die Bremse steigen oder ausscheren lässt. Den brüllenden Bären im Chefkittel, den plärrenden Kleinbären im Kinderwagen ... Wir verfügen über ein wunderbares, lebensrettendes Stress-Urprogramm. Nur, wir behandeln es halt falsch.

EIWEISS TRIMMT DEN BAUCH WEG

Bauchfett produziert ein Hormon namens Neuropeptid Y, das im Gehirn den Appetit anregt. Und am Bauch selbst sorgt es dafür, dass der noch mehr Fettzellen anbaut. Damit genug Platz ist, den Braten dort unterzubringen. Das Fettgewebe zwischen den Darmschlingen und der Leber bildet Hormone, die den Zuckerstoffwechsel durcheinanderbringen – die Autobahn in den Diabetes, in den Herzinfarkt. Ein Teufelskreis. Studien zeigen, ein hoher Stresshormonspiegel erhöht den Zuckerhunger auf das Dreifache. Was tun? Entspannen lernen und GLYXen. Das heißt: Mehr Eiweiß essen. Wer seine Energie bis zu 30 Prozent aus Eiweiß bezieht, verliert das viszerale Fett um den Bauch, verbessert Fett- und Zuckerstoffwechsel. Das bremst auch den hormonellen Heißhunger aus.

Der Stress und die Nerven

Das autonome Nervensystem regelt alles, was unbewusst abläuft: Stoffwechsel, Verdauen, Schwitzen, Atmen oder den Herzschlag. Es besteht aus zwei Nervenbahnen – einem idealen Team: dem Sympathikus und dem Parasympathikus. Sie sorgen dafür, dass Ihr Körper so funktioniert, wie es der Moment erfordert. Mal dominiert der eine, mal der andere.

Kaum taucht Stress auf, wirft der Körper das sympathische Nervensystem an. Der Blutdruck steigt, das Herz klopft, der Muskel spannt sich an, holt sich schnell seinen Treibstoff, den Zucker aus dem Blut, damit er uns das Leben retten kann – über die Faust oder die Beine. Auch das Gehirn wird gut mit Zucker versorgt, damit es sich die notwendige Strategie überlegen kann. Der Stoffwechsel stellt also sofort Energie bereit, den schnellen Zucker, der uns kämpfen, die Situation meistern oder fliehen lässt.

Ist die Aufgabe erledigt, die Gefahr gebannt, springt der Parasympathikus an. Er beruhigt, lässt das Herz wieder langsamer schlagen, die Muskeln entspannen sich. Es verschwinden die Stresshormone, die Zuckertanks werden sofort wieder aufgefüllt, das biologische Gleichgewicht wiederhergestellt. Der Körper kann sich erholen und Sie können ruhig durchatmen.

Das ist die Wissensgrundlage für die folgenden Seiten, für die Stressreaktionen im Gehirn, im Darm, auf der Hüfte.

Hungrig, träge und schlecht drauf

Eigentlich ist es so, dass Stress einen zittern lässt, nervös macht, den Appetit verschlägt. Das ist normal. Und all das macht einen doch nicht dick. Leider schon. Das wissen wir, seitdem sich in Lübeck ein Professor namens Achim Peters mit dem selbstsüchtigen Gehirn beschäftigt. Wir werden dick, weil wir unser natürliches Programm irgendwann umgeschrieben haben. Wir haben gelernt: Essen, süßes Essen, Eis, Schokolade ... hilft uns schnell über ein Problem hinweg. Es macht ein supergutes Gefühl, das den Stress erst mal vergessen lässt. Leider nur kurzfristig.

Langfristig macht Stress krank, depressiv und dick. Weil er an den Nerven zehrend hungrig macht.

INFO

Das selbstsüchtige Gehirn hat Angst, dass ihm der Zucker ausgeht. Darum zwingt es uns, viel mehr zu essen als nötig. Füttert den Körper dick, damit es ja genug kriegt.

Das Insulin und der ewige Hunger

Steigt der Blutzucker nach dem Essen an, schickt die Bauchspeicheldrüse Insulin ins Blut. Das Hormon dockt an den Körperzellen an, sperrt sie auf, damit sie Zucker aus dem Blut aufnehmen. Und in Energie verwandeln. Der Blutzucker sinkt. Das ist normal. Isst man allerdings viel Zucker und Stärke, weil man gelernt hat: Im Stress tut mir Zucker gut, dann produziert die Bauchspeicheldrüse ständig viel Insulin. Die Körperzellen gewöhnen sich dran, stumpfen ab. Hören nicht mehr auf das Insulin. Der Zucker bleibt draußen. Die Bauchspeicheldrüse produziert immer mehr und mehr, damit der gefährliche Zucker aus dem Blut kommt, der sonst Nerven und Gefäße angreift. Man leidet schon unter Insulinresistenz. Die Vorstufe zu Diabetes. Das tut übrigens jeder vierte Deutsche. Irgendwann ist die Hormondrüse erschöpft.

Warum macht zu viel Insulin dick?

Weil es über den Abfall des Blutzuckers im Gehirn Heißhunger auslöst. Außerdem sperrt es das Fett auf der Hüfte ein. Insulin stoppt die Lipolyse, den Fettabbau. Solange Insulin im Blut schwimmt, können wir nicht abnehmen. Ein biochemisches Gesetz. Das ist vom Marmeladebrot bis zum süßen Betthupferl mitunter den ganzen Tag der Fall. Insulinresistenz misst man über den Homa-Index oder den Glukosetoleranz-Test. Man trinkt beim Arzt eine Zuckerlösung und misst mehrfach den Zuckerspiegel.

Das Testosteron, die Börse und der Bauch

95 Prozent der Börsianer in der Wallstreet sind Männer. Weil sie mehr Testosteron haben als wir Frauen. Das macht sie erfolgreich – für diesen Job. Forscher der Universität Cambridge haben festgestellt, dass viel Testosteron in der Früh den Börsenerfolg am Nachmittag garantiert. Denn Testosteron macht zuversichtlich und bereit, ein Risiko einzugehen. Nur, da muss man dann schon sehr ausbalanciert leben. Das kippt nämlich leicht um: Zu viel Testosteron macht leichtsinnig – und vorbei ist es mit dem Erfolg. Männer sind schuld an der Finanzkrise, behauptet Neurowissenschaftler John Coates, Autor und ehemaliger Börsianer.

INSULINRESISTENZ

Man kann eine Insulinresistenz auch vom letzten Laborzettel ablesen: Eine Insulinresistenz ist sehr wahrscheinlich mit einem Bodymass-Index über 26, einem Blutdruck über 140/90, Nüchternblutzucker über 100, Triglyceride über 230, Gesamtcholesterin über 230.

Testosteron schwindet mit dem Alter und Bauch

Viel Testosteron heißt viel Energie, mehr Fettabbau. Der Testosteronspiegel sinkt aber bei Männern ab 30 stetig ab. Außer sie treiben kräftig Sport. Nicht nur das Altern spielt eine Rolle: Fast jedem zweiten Mann mit Übergewicht fehlt es an Testosteron. Und das macht unweigerlich dick. Weil sich Testosteron, Zucker- und Fettstoffwechsel gegenseitig beeinflussen. Vor allem das Bauchfett spielt seine ungute Rolle: Das Fett im Bauchraum ist ein aktives Organ und es verwandelt das Hormon Testosteron in Östrogen. Und verweiblicht den Körper. Niedriges Testosteron kann man also auch am Bauchumfang messen. Männer mit einem Umfang > 102 Zentimeter haben meistens einen niedrigen Spiegel. Den kriegt man runter – und den Testosteronspiegel wieder rauf: Mit GLYXen, bewegen – und manchmal verschreibt der Endokrinologe (Hormondoktor) auch ein Gel.

Die Frau und das männliche Testosteron

Auf der Konferenz DLD Women (Digital-Life-Design) von Hubert Burda Media knistert es vor lauter Jägerinnen-Testosteron. Dort treten Powerfrauen aus der ganzen Welt auf. Eine davon, die Hormonforscherin Dr. Anneliese Schwenkhagen, Hamburg, erzählte, wie wichtig das Testosteron für uns Frauen ist. Wir haben zwar nur zehn Prozent von der Menge, die Männern durch die Adern fließt – aber die reichen uns, um dynamisch zu sein, aktiv, innovativ, ausgestattet mit Libido und einem straffen, schlanken Körper. Manchmal, wenn es mit der Libido so gar nicht gut steht, wenn man damit unglücklich ist und auch sonst eher träge und ständig müde ist, mit den Pfunden kämpft, dann rät Dr. Schenkhagen sogar uns Frauen zu einem kleinen Testosteronpflaster, vor allem wenn die Eierstöcke entfernt wurden. Für mehr Energie, weniger Fett, mehr Lebensqualität – und mehr Lust. Natürlich nur unter ärztlicher Kontrolle. Denn ein bisschen zu viel lässt uns Pickel und Bart wachsen und mit einem Bass röhren.

HORMONE VOM ARZT

Wenn man Hormone von außen zuführt, dann immer nur mit einem sehr guten Arzt, der regelmäßig die Hormone misst! Kommt zu viel, stellt der Körper seine Produktion ganz ein. Das macht schneller alt, als man will.

WECHSELJAHRE: ÖSTROGENMANGEL IST STRESS

Östrogenmangel ist der Körper nicht gewohnt. Der hat 40 Jahre lang in Saus und Braus mit den Östrogenen gelebt. Sinkt das Östrogen, steigt das Stresshormon Cortisol an und das nimmt sofort das Insulin mit nach oben. Dieser in den Wechseljahren oft unerkannte stress-entgleiste Zuckerstoffwechsel sagt dem Hirn immer: »Du bist am Verhungern.« Es plagt mit Heißhunger.

Cortisol und der große Hunger

Adrenalin und Cortisol sind zwei wunderbare Hormone, die Ihr Körper herstellt, damit Sie jede Herausforderung meistern können: den Job rechtzeitig erledigen, den Freund im Schach besiegen, den Bus erwischen ... Adrenalin macht uns schnell bereit, zu kämpfen oder zu fliehen. Man fühlt sich energiegeladen und beschwingt, die Wahrnehmung wird intensiver. Der Puls steigt an, das Herz schlägt rascher und der Blutdruck steigt, um mehr Blut in die Muskeln zu pumpen. Es wird auch schnell wieder abgebaut. Cortisol schütten wir erst aus, wenn der Stress länger andauert, so nach 45 Minuten – und es bleibt viel länger im Körper.

Cortison kennen Sie als Entzündungshemmer. Und Sie kennen sicher seine Auswirkungen auf unseren Hunger und unsere Hüften. Sein Pendant im Körper, das Cortisol, spielt eine wichtige Rolle im Eiweiß- und Zuckerstoffwechsel. In Stresssituationen sorgt Cortisol dafür, dass immer genug Blutzucker für Energie zur Verfügung gestellt wird. Damit die Gedanken fließen, der Muskel was zum Verbrennen hat. Nur: Unter Dauerstress steigt Cortisol langfristig an. Und macht heißhungrig – und dick.

Steigt Cortisol, sinkt der DHEA(Dehydroepiandrosteron)-Wert. DHEA ist eine Vorstufe von Testosteron. Und Sie wissen bereits: Wenig Testosteron heißt wenig Energie, Dynamik, innerer Antrieb. Wenig Fettverbrennung, kein Muskelaufbau. Dauerstress, also ständig zu viel Cortisol, bremst außerdem die Schilddrüse. Man ist müde und schlapp. Außerdem hemmen Stresshormone die Produktion des Glückshormons Serotonin – unser natürlicher Appetitzügler.

STRESS

Einer der stärksten Dickmacher. Stress greift in unseren Hormonhaushalt und in den Stoffwechsel ein – und steuert Richtung dick.

Ein Teufelskreis beginnt

Stresshormone machen also unglücklich, reizbar und hemmen unsere Immunabwehr. Die Folge: Der Körper schüttet noch mehr Stresshormone aus. Und die lassen den Bauch wachsen ... Unter Stress legen wir vor allem das viszerale Fettgewebe im Bauchraum an. Das Risiko für Diabetes Typ 2, Depressionen, Alzheimer, Herzinfarkt und Krebs steigt. Kennen Sie Ihren Cortisolspiegel? Ihren DHEA-Spiegel? Mehr darüber ab Seite 62.

Vergeben und Vergessen

... verschafft Erleichterung und Befreiung. Es geht einem viel besser. So fanden Forscher bei Menschen, die zu verzeihen lernen, niedrigere Cortisolspiegel, besseren Schlaf und weniger Schmerzen. Wer verzeihen lernt, lindert chronische Rückenschmerzen und Depressionen. Und eine italienische Studie zeigt: Übergewichtige typische Frustesserinnen nehmen schon allein dadurch ab, wenn sie ihren Männern verzeihen.

Am allerwichtigsten ist aber, dass man sich selbst verzeiht. Denn wenn man sich nach der Schlemmerorgie mit schlechtem Gewissen bestraft, in Schuldgefühlen badet, macht man sich selbst so klein, drosselt das Selbstwertgefühl und das Selbstbewusstsein. Und das gibt dem Schokoriegel natürlich Kraft. Eine der wichtigsten So-macht-Stress-dich-nicht-länger-dick-Regeln: **Das schlechte Gewissen gehört nicht auf den Teller!**

MÄUSE ZEIGEN UNS, WIE ZUCKER ENTSTRESST

Cortisol erzeugt Anspannung – und wenn es sinkt, fühlen wir uns wohl und entspannt. Forscher fütterten kleine Labormäuschen mit einer Zucker-Fett-Diät und stellten fest, dass das Stresshormon Cortisol im Blut sinkt. Ganz das Gleiche macht bei uns der Schokoriegel: Cortisol sinkt. Nur kurzfristig. Andere Labormäuse bekamen Cortisol gespritzt. Ihr Verlangen nach Zucker war dreimal stärker als das der Mäuse mit wenig Cortisol im Gehirn.

Zuckersucht und Botenstoffe der Lust

Das Staniolpapier wegrupfen. Ein Schokorippchen reinschieben. Zurücklehnen. Pure Zufriedenheit fühlen. Das, was Sie als Schokoglück kennen, hat einen chemischen Namen: Dopamin. Das stimmt uns euphorisch, macht uns Lust auf Schokolade ... Wie macht es das? Im Gehirn macht Dopamin uns high, weil es die Nerven der Hirnareale im Kopf funken lässt, die uns total zufrieden stimmen – das Belohnungssystem. Deswegen machen Drogen, Alkohol, Nikotin, Heroin süchtig. Auch Zucker setzt Dopamin frei. Zucker & Co. führen auf Dauer dazu, dass die Dopaminrezeptoren abstumpfen und wir mehr und mehr Dopamin brauchen, um uns zufrieden und glücklich zu fühlen. Sprich: mehr Schokolade, mehr Kekse oder mehr Chips. Nun streiten sich die Forscher, ob ein Nahrungsmittel an sich süchtig machen kann oder ob es nur der Vorgang des Essens ist, der uns immer wieder in die Chipstüte greifen und die Gedanken unendlich um die Schokolade kreisen lässt. Das nennen sie Verhaltenssucht. Für den Betroffenen ist das völlig egal. Das Ergebnis ist das Gleiche. Erst hat er volle Fettzellen, später eine Depression. Er leidet unter seiner Sucht – und eine Therapie könnte ihm gut helfen.

Formel 1 der Dickmacher: 40:60 (Fett:Zucker)

Wenn wir Fett essen, steigt kurz der Spiegel der beiden Glücksbringer Serotonin und Endorphin an. Da uns aber weder reines Fett (Butter ohne Brot) noch purer Zucker wirklich schmecken, macht uns jeder für sich allein nicht so süchtig. In Studien stellte man fest: Wer nur Zucker oder nur Fett kriegt, isst nicht mehr als das, was er zum Überleben braucht. Mixt man Fett und Zucker im Verhältnis 40 zu 60, entwickelt sich ein gigantisches Lustgefühl, das uns dazu bringt, mehr zu essen als wir brauchen.
40:60 – so stecken Fett und Zucker auch in den Fertigprodukten. Weil das die Formel ist, die mitten in unser limbisches System im Gehirn funkt: »Schalt mal die ganze Vernunft aus, hier kommt Lustgewinn hoch zehn!« Ein Eisbecher. Oder ein Cheeseburger. Oder ein Fertigpudding. Oder ein Kuchen. Ein Schokoriegel. 40:60 heißt Lust, Heißhunger. Denn diese Formel macht Lust auf

WAS WAR EHER DA?
Die Henne oder das Ei? Die Zuckerabhängigkeit oder die Verhaltenssucht? Egal. Dick und depressiv macht sowohl das eine als auch das andere.

mehr. Fest steht: Süßes, vor allem kombiniert mit Fett, befreit von negativen Gefühlen oder Müdigkeit. Leider nur kurzfristig – und mit Nebenwirkungen auf der Hüfte. Langfristig macht es depressiv.

Unser Botenstoff fürs Glück zügelt den Appetit

Serotonin sorgt für Zufriedenheit und mindert den Appetit. Serotonin ist wichtig für Kollegialität, Ausgeglichenheit und gute Laune. Fehlt Serotonin, werden wir depressiv. Darum macht uns Stress depressiv. Weil wir mit viel Cortisol wenig Serotonin produzieren. Unsere Nervenzellen produzieren Serotonin, wenn wir Licht tanken, uns bewegen, Zucker, Eiweiß oder Nüsse essen. Nur eines – der Zucker – macht dick.

Serotonin kann man ganz klug herstellen: Es wird aus der Aminosäure Tryptophan gebildet (Eiweiß!), die über einen Transportkanal durch die Blut-Hirn-Schranke ins Gehirn gelangt – das Taxi ist Zucker. Gestressten, depressiven Hunden tut man ins Trockenfutter die Aminosäure Tryptophan, damit sie wieder gut drauf sind. Glücklich machen auch uns: Quark mit Früchten. Fisch mit Tomaten. Käse mit Feigen ...

Zuviel, das macht den Körper sauer

Stress setzt Zucker aus den Depots frei. Diese Reaktion war für den Urzeitmenschen überlebenswichtig, denn er brauchte im Ernstfall die Energie, um zu fliehen oder zu kämpfen. Heute werden Konflikte nur sehr, sehr selten auf der körperlichen Ebene ausgetragen – was durchaus begrüßenswert ist. Dazu kommt, dass viele Menschen unter Stress vermehrt Süßes essen. Zucker säuert den Stoffwechsel. Die Anspannung lässt uns nur flach atmen. Es strömt zu wenig Sauerstoff in den Blutkreislauf, um die Säuren als Kohlendioxid abzuatmen. Die überschüssigen Kohlenhydrate werden zu Milchsäure vergoren. Bleibt dieser »kalte Stress«, den wir nicht abreagieren, bestehen, übersäuert und ermüdet der Körper. Im Körper haben wir zum Beispiel die Magen-

DETOX YOUR MIND

Natürlich müssen Sie auch Ihren Kopf entgiften. Ein bisschen weniger das Negative sehen, von Dingen und Menschen loslassen, die Sie nur belasten. Räumen Sie auf in Ihrem Leben. Beginnen Sie beim Kleiderschrank, entrümpeln Sie die Wohnung, trennen Sie sich von falschen Freunden. Weniger ist immer mehr.

Wie stark hat Stress Sie im Griff?   35

säure, die die Nahrung zerkleinert; die Milchsäure aus dem Muskel, die müde und krank macht; die Harnsäure, die in jeder Zelle entsteht und als Stein auskristallisiert werden kann; die Kohlensäure, die vermehrt entsteht, wenn wir unsere Muskeln anstrengen, Zucker und Fett verbrennen ... Naturheilärzte wissen: Menschen mit übersäuertem Körper haben ständig Hunger. Darum macht das Entsäuern langfristig schlank

Immer auch den Körper entsäuern!

Wenn Stress Sie dick macht, dann sollten Sie den Körper entsäuern. Und wie tun Sie das? Mit tiefen und regelmäßigen Atemzügen, mit Gemüse, mit Bewegung, mit viel Wasser trinken, mit Sauerstoff und mit Mineralien: Magnesium, Kalium, Kalzium ... (siehe Tool Nr. 7, Seite 64, und das Detox-Tool Seite 69).

Klüger ist, die Stresshormone körperlich abzubauen, immer dann, wenn sie entstehen. Machen Sie, sobald Stress aufkommt, die Wechselatmung (siehe Tool Nr. 10, Seite 66). Oder stellen Sie ein Trampolin an der Stressquelle auf (es steht auch an meinem Schreibtisch, Telefon, Computer ...), um ein paar Minuten den Stresshormonen davonzuspringen, wie es unser biologisches Programm vorschreibt. Wer es lieber Hightech will, stellt sich ein seitenalternierendes Vibrationsgerät hin. Wer unterwegs ist, nimmt ein Flexband oder ein Springseil. Hauptsache Bewegung im richtigen Moment. Dann, wenn die Stresshormone auftauchen.

Das überforderte Gehirn

Wir alle müssen denken. Oft und viel denken. Im natürlichen Leistungstief wird uns die Arbeit gelegentlich zu viel. Das setzt das Gehirn unter Stress. Cortisol, das Stresshormon, mobilisiert Zucker und dieser das Blutzuckerhormon Insulin. Der Blutzucker sinkt. Die Laune fällt in den Keller. Herauf steigen all die schrecklichen Symptome wie Erschöpfung, Schwitzen, Schwäche, Schwindel, Zittern, Nervosität, Konzentrationsmangel, Müdigkeit …

GU-ERFOLGS-TIPP
SOFORTHILFE BEWEGUNG

Bewegung im richtigen Moment hat den sagenhaften Vorteil, dass dann auch gleich Adrenalin da ist, das unser Fett verbrennt. Und danach darf man dann, wie es in unseren Genen steht, eine süße Frucht essen. Um die Zuckervorräte wieder aufzufüllen.

Da holt uns Süßes wieder raus. Und deswegen essen wir Süßes, wenn wir Stress haben. Deswegen macht Stress Turboheißhunger auf Süßes. Nur sind wir binnen 30 bis 60 Minuten wieder schlecht gelaunt. Und mitunter aggressiv!

Zucker macht dumm

Dummerweise lässt uns zu viel Süßes schlecht denken. Insulin wirkt sich negativ auf die Übertragung der Botenstoffe im Gehirn aus. Angst, Aufregung, Ärger, Frust, Zorn, Wut, finanzielle Sorgen, Waagenfrust ... negative Gefühle, negative Emotionen erhöhen den Zuckerbedarf des Gehirns. Und unser Stresszentrum drückt auf Alarmstufe: »Gehirn braucht mehr Zucker!« Die Nebenniere schüttet mehr Stresshormone aus, die Zucker mobilisieren. Der Nervenzelle, dem Gehirn geht der Zucker aus. Im Blut konnten die Wissenschaftler feststellen, dass »10 Minuten psychosozialer Stress mehr Energie verbraucht, als in eineinhalb Brötchen (50-g-Größe) steckt«, schreibt Professor Joachim Peters in seinem sensationellen Buch »Das egoistische Gehirn«.

Unterzucker im Gehirn

Psychosozialer Stress führt nachweislich zu Unterzucker im Gehirn. Solange die Stresshormone die Regierung im Körper übernehmen – und sei es in winzigen Mengen –, essen wir mehr, um unser Gehirn gut zu versorgen. So kann Dauerstress fatale Folgen haben: Wir werden dick und die überflüssigen Kilo nicht wieder los. Solange die den Kopf quälende Stresssituation, das Grübeln, anhält, bleiben die Stresshormone oben. Danach sinkt binnen 30 Minuten das Adrenalin auf normale Werte. Das Cortisol braucht aber zwei Stunden – und genau dieses Hormon macht uns einen gigantischen Zuckerhunger. Das Gehirn signalisiert immer noch: »Ich hab zu wenig Energie!«, obwohl die Prüfung vorbei ist. Und wir essen und essen und essen.

Bitte Eiweiß: Ein Kluger isst Quark & Schokosplitter

Was hilft? Gemüsestreifen. Nein. Ein Glas Wasser. Nein. GLYXen. Ja. Mit Zucker, mit Kohlenhydraten klug haushalten. Also immer

---

POSITIV DENKEN
Jeder negative Gedanke erhöht den Zuckerbedarf des Gehirns. Wer sich leichte Gedanken macht, sich in Achtsamkeit übt, nimmt automatisch ab.

einen Apfel bei sich haben. Der enthält genau die Menge an Zucker, die das Gehirn im Stress verbraucht – dazu lauter Biostoffe, die entstressen. Auch gut: Eiweiß essen. Gehirnaktive Aminosäuren aus Quark oder Joghurt zusammen mit den gehirnaktiven Stoffen aus Bitterschokosplittern oder einem Löffel Kakao und einem Löffelchen Honig tanken. Das hebt über Nervenbotenstoffe und Hormone die Laune. Das Gehirn braucht Eiweiß. Weniger Tryptophan heißt, unser Gehirn bekommt weniger Substanz für Serotonin. Weniger Serotonin heißt mehr Traurigkeit, mehr depressive Verstimmungen. Und die wiederum fordern mehr Zucker – und setzen den Körper unter Stress.

Das Gehirn braucht Fett!

Es gibt Dinge, die machen dem Körper Stress, uns dick, weil sie nicht mehr im Essen drinstecken. Und es gibt andere Dinge, die machen uns Stress und dick, weil sie drinstecken.

Der Omega-3-Mangel-Heißhunger: Das Gehirn besteht zu 60 Prozent aus Fett, zum Großteil aus glücklich machendem *Omega-3-Fettsäuren*. Sie bewahren uns vor Depressionen. Stabilisieren die Psyche, fanden US-Forscher von der Ohio State University heraus. Psychostress fördert Entzündungen. Omega-3-Fett hilft. Die Forscher gaben Studenten Omega-3-Fischölkapseln und fanden anschließend heraus: Der Entzündungsfaktor Interleukin-6 war um 14 Prozent niedriger als in der Placebo-Gruppe. Und: Bezüglich der Psyche schnitten die Fischölkapselesser viel besser ab. Der Grad der Ängstlichkeit und Besorgtheit war im Schnitt um 20 Prozent gesunken. Man kann also mit Omega-3-Fettsäuren seine Seele schon um ein Fünftel stressfester puffern. Das finde ich toll!

Zwei Rollmöpse reichen!

Wer unter Stress leidet, sollte wirklich ein paar Monate lang sehr viel Seefisch und täglich Leinöl essen – eventuell ergänzend Fischölkapseln einnehmen. Und spüren, wie der Heißhunger allmählich schwindet.

TRYPTOPHAN LÖFFELN

Wie kommt man an sein Tryptophan? Indem man zu jeder Mahlzeit Eiweiß isst. Viel steckt in: Cashewnusskernen, Tofu, Edamer, Huhn, Lachs, Forelle, Hühnerei, Walnusskernen, Quark. Feines zum Tryptophanlöffeln auf den Seiten 102 und 103.

Vorsicht: Dickmacher im Fertigprodukt

Der Anspruch, den wir an unser täglich Brot haben, lautet nicht mehr schlicht und einfach »frisch & gesund«, sondern »schnell & haltbar«. Und schmecken soll es natürlich auch. Dafür braucht man eben Chemie: Konservierungsstoffe, Aromastoffe, Geschmacksverstärker, Bindemittel, gehärtete Fette, modifizierte Stärke und viel, viel Zucker. Für all das haben wir kein genetisches Programm. Das kennt unser Körper nicht. Darum machen uns bestimmte Zusatzstoffe dick. Diese Chemie in Nahrungsmitteln stresst den Körper:

> **Künstliche Aromastoffe** können zu Übergewicht führen. Und zwar deshalb, weil der Körper nicht weiß, was er mit Kunstjoghurt anfangen soll: Der schmeckt zwar nach Erdbeere, liefert aber nicht das Nährstoffpaket einer echten Erdbeere. Kommt nur das Aroma an, nicht die Erdbeere, dann quält uns das Gehirn mit Appetit, bis es das ganze Nährstoffpaket erhält. Nur: Das bekommt es nicht durch Junkfood – und so essen wir immer mehr ... Das Gleiche gilt für Süßstoffe und für »Light-Produkte«.

> **Glutamat** versteckt sich in Schnell-Menüs, Tütensuppen und Soßen hinter den E-Nummern 620 bis 625. Vermindert das Appetitzüglerhormon Leptin. Das misst den Füllungszustand unserer Fettzellen. Leptinmangel führt unumgänglich zu Hunger.

> **Fruktose** als Zusatz in Marmelade, Süßem, Fruchtsäften und Getränken drosselt die Ausschüttung von Leptin, erhöht das Hungerhormon Ghrelin und führt in hohen Dosen zur Fettleber und wird deswegen auch Diabetikern nicht mehr empfohlen. In der Küche selbst dosiert schadet es nicht. Übrigens: Alles mit der Endung »ose« wie Glukose, Fruktose, Maltose, Saccharose ... heißt: Zucker. Auch -sirup ist gleich Zucker pur!

> **Weichmacher** (Phthalate), Plastikhormone in Verpackungen und Folien, beeinträchtigen wichtige Gewichtskontrollhormone wie Insulin und Leptin und verändern die Spiegel von Neurotransmittern wie Dopamin, Serotonin, Noradrenalin. Folge: Hunger, Gewichtszunahme.

> **Gehärtete Fette:** Daraus entstehen Trans-Fettsäuren, die Entzündungen im Körper fördern. Auch das macht Heißhunger.

> **Hormone:** Das 0,99-Sonderpreis-Huhn oder -Steak ist so billig, weil schnell gewachsen – mithilfe von Östradiol-17, Progesteron, Testosteron, Ceranol, Trenbolonacetat, Melengestrolacetat. Das sind sechs umstrittene hormonelle Wachstumsförderer, die unseren Hormonhaushalt so durcheinanderbringen, dass dem Mann ein Busen wächst, der Frau ein Schnurrbart – und beide unter Heißhunger leiden.

Wie stark hat Stress Sie im Griff?

Die genervte Seele & die Entzündungen

Kürzlich habe ich einen spannenden Vortrag von der israelischen Forscherin Professor Hermona Soreq, Universität Jerusalem, gehört. Sie erforscht den Zusammenhang zwischen Stress, Genen, Entzündungen, Depressionen und Diabetes.

Sie erzählte, dass Frauen viel stressempfindlicher sind als Männer, dass Stress sechsmal so häufig zum Krankenhausbesucher macht und – das ist neu: Stress geht eindeutig einher mit Entzündungen im Körper, diese wiederum mit Depressionen und beides schließlich auch mit Diabetes. Darum hat man jetzt endlich auch aussagekräftige Tests für Stress.

> Man kann die Entzündungen messen.
> Kennen Sie Ihren hs-CRP-Wert (siehe unten)?
> Und man kann die Insulinresistenz, also den Blutzucker und damit die Glukosetoleranz (siehe Seite 29) messen.

Entzündungen machen dick

Wir wissen schon länger: Schwelende Entzündungen im Körper machen dick. Auch ein Grund, warum Stress uns zunehmen lässt. Akute Entzündungen kann man mit dem hochsensitiven C-reaktiven Protein bestimmen. Und: Ein hoher hs-CRP-Wert zeigt, dass kleine Entzündungsherde im Körper schwelen. Das kann überall sein. In den Zähnen, in den Gefäßen, im Gewebe ... Entzündungen machen auch unglücklich. Weil das Immunsystem nicht mehr so viel Kraft hat, seine Endorphine, seine Botenstoffe des puren Glücks, zu bilden. Jeder weiß, wenn man sich krank ins Bett legt, geht es einem gar nicht gut.

Für einen hohen hs-CRP-Wert sorgt zu viel Bauchfett – und zu wenig Gemüse. Denn ein Bauch ist oft kombiniert mit mangelnder antioxidativer Kapazität. Im Körper wüten ungehindert freie Radikale, die fördern Entzündungsreaktionen. Das wiederum verhindern die Biostoffe aus Gemüse, Farbstoffe, die Vitamine C und E und das Spurenelement Selen aus Nüssen, Eiern und Fisch.

INFO

Übrigens: Neuerdings kennt man auch ein Mäuse-Stress-Gen. Es heißt SPRED2 und scheint die hormonellen Stress-Reaktionen zu bremsen. Mäuse, bei denen das Gen nicht aktiv ist, sind unglaublich gestresst. Die haben ganz hohe Cortisol-Werte.

Die hs-CRP-Konzentration im Serum von Gesunden liegt niedriger als 1 mg/l. Besser unter 0,5 mg/l. Mit dem Altern ist ein leichter Anstieg zu beobachten.

Antiinflammatorisch essen heißt ...

> Omega-3-Fettsäuren (2 Portionen Seefisch pro Woche, Bio-Fleisch, Bio-Käse, täglich ein Löffel Leinöl)
> Täglich ein Becher Naturjoghurt für den Darm (gute Alternativen sind: Sauerkraut, Brottrunk, Milchsäurebakterien aus der Apotheke)
> 600 bis 800 g buntes Gemüse pro Tag (frisch oder tiefgekühlt)
> 4 Esslöffel gute pflanzliche Öle, Olivenöl, Rapsöl und Nussöle
> 2 Portionen Obst am Tag
> 30 g Nüsse & Samen
> Wenig rotes Fleisch, keine Innereinen, kaum Wurst
> Mehr weißes Fleisch, Geflügel, Fisch, Kalb; auch gut: Wild
> Kaum Fertigprodukte, keine chemischen Zusatzstoffe ...
> Hauptsächlich Lebensmittel mit niedrigem GLYX (wenig Zucker, Stärke, Weißmehl)
> Viele frische Kräuter und Gewürze
> Viel trinken: Wasser, Tees, täglich ein Glas Gemüsesaft
> Softdrinks meiden, Säfte als Schorle im Verhältnis 1:5 gemischt
> Kaum Alkohol, ein Gläschen Wein ist schon erlaubt

Natürlich essen auch Vegetarier antiinflammatorisch – wenn sie keine Puddingvegetarier sind.

Bio und Nahrungsergänzung

Wählen Sie Bio-Produkte, die sind weniger belastet. Und wenn Sie Entzündungen im Körper haben, dann sollten Sie vielleicht doch überlegen, was einen eher umbringt, die »gefährlichen Vitamine« oder der Stress. Also ich lasse mir immer wieder ins Blut gucken und ein individuelles Granulat mixen. Wie das genau geht, steht auf www.die-glyx-diaet.de. Und ich rate jedem, der Stress hat, der Übergewicht hat, zu einem guten Vitalstoffpräparat und Omega-3-Fettsäuren. Wer viel Stress hat, wer viel Übergewicht hat, sollte mit dem Arzt mal über eine clevere Nahrungsergänzung sprechen.

FETTSÄURENPROFIL
Wer wissen will, ob Stress ihn schon so fest im Griff hat, dass er die Botenstoffe im Körper verändert, kann sich beim Arzt ein Fettsäurenprofil erstellen lassen. Mehr dazu siehe Tool Nr. 6 auf Seite 63.

Wie stark hat Stress Sie im Griff?

Der nervöse Darm

Dort unter dem Gürtel – im Darm – sitzt unser zweites Gehirn. Mit den gleichen Nervenbotenstoffen. Darum wirkt sich Stress nicht nur auf den Kopf aus, sondern ganz vehement auf den Darm. Klar: Erst schlägt er auf den Magen. Unter Stress übernimmt der Sympathikus die Regie, entzieht dem Verdauungssystem die Energie – legt den Darm lahm und den Schließmuskel zwischen Darm und Speiseröhre. Drum kann die Magensäure, die wir unter Stress vermehrt produzieren, auch Sodbrennen machen. Es entsteht, wenn die aggressive Magensäure zurück in die Speiseröhre fließt und dort die Schleimhaut reizt. Auslöser: Stress, hastiges Essen, fettiges Essen, viel Zucker, scharfes Essen, Cola, Alkohol.

Natürlich macht sich Stress auch weiter unten breit. Wer vergisst, zu trinken, kriegt Verstopfung. Weitaus schlimmer aber ist das Reizdarmsyndrom mit Durchfall, Blähungen, Schmerzen. Darunter leiden 15 Prozent der Menschen. Und das tut höllisch weh. Stress löst das nachweislich aus. Mit der Zeit ändert sich die Beweglichkeit und Durchlässigkeit der Darmwand. Man leidet chronisch unter Darmproblemen. Und das tut gar nicht gut.

INFO

Bis zu 30 Prozent der Menschen mit chronischen Darmproblemen haben übrigens eine unentdeckte Fruktose- oder Laktose-Intoleranz.

Was hilft? Meditieren & Flohsamen

Entspannung hilft. Meditieren und unser Yogix auch (siehe ab Seite 85). Ein beruhigender Arzt hilft. Und Quellgleitmittel. Flohsamenpräparate wie Psyllium, Isphagula haben in mehreren Studien die Symptome verbessert. Genauso wie eine glutenfreie Ernährung (obwohl man gar keine Zöliakie hat – also eine echte Allergie gegen Klebereiweiß in Getreide).

Wir vertragen plötzlich Äpfel nicht mehr

Jeder dritte Deutsche meint, irgendein Lebensmittel tut ihm gar nicht gut. Und acht Prozent reagieren richtig allergisch auf Dinge, die auf dem Teller liegen. Warum leiden immer mehr Menschen unter Lebensmittelunverträglichkeiten? Die Ursache liegt in der Darmschleimhaut. Stress, falsche Ernährung, Alkohol, Nikotin, Medikamente (Antibiotika, Nichtsteroidale Antirheumatika, Acetylsalicylsäure) können die Schleimhäute schädigen. Sie sind dadurch vermehrt durchlässig für Nahrungsbestandteile. Allergene dringen ins Körperinnere.

Ganz viele Menschen vertragen Grundnahrungsmittel wie Milch, Obst, Käse, Getreide nicht, leiden unter starkem Bauchweh, Blähungen, Durchfall. Das liegt an einem Enzymmangel. Laktose, der Zucker aus der Milch, oder Fruktose, der Zucker aus Obst, oder Histamin aus Käse und Wein werden durch Fehlen des entsprechenden Enzyms nicht ausreichend abgebaut, dringen in den Dickdarm ein, lösen Beschwerden aus. Wichtig: Einen Enzymmangel spürt der Arzt ganz einfach mit einem Atemtest auf.

Auch Getreide wird oft nicht vertragen. Gluten, das Klebereiweiß aus Getreide, wie Weizen, Roggen, Hafer, macht starke Beschwerden – und zerstört den Darm. Das muss man ein Leben lang meiden. Eine Glutenunverträglichkeit kann man im Blut messen.

Umstrittener Bluttest

Labors bieten IgG-Bluttests an und testen auf Hunderte von Lebensmittel. Betroffene zahlen Hunderte von Euro – und essen dann gar nichts mehr. Wichtig: Ein Bluttest ist nur aussagekräftig zusammen mit dem Symptom. Man kann erhöhtes IgG für Käse haben – verträgt ihn aber wunderbar. Man muss also gucken, ob ein Lebensmittel auch wirklich ein Symptom auslöst. Es gibt auch kleine Tests für die häufigsten Auslöser – das Ergebnis kann schon ein Anhaltspunkt sein.

Meine Naturheilärztin hat ein Bioresonanzanalysegerät. Damit findet sie wunderbar die Unverträglichkeiten heraus – und hilft dabei, sie auszuleiten. So eine Alternativ-Ärztin mit diesem Spezialgerät habe ich mittlerweile auch für meinen Hund Maxxl gefunden. Man muss ein Lebensmittel nicht ewig meiden. Denn durch Meiden verliert man die Unverträglichkeit. Es gibt übrigens 4 Stärken. 1 heißt: Ein viertel Jahr vom Speiseplan streichen. Stärke 4: Man sollte den Auslöser etwa ein Jahr meiden. Am besten aufgehoben ist man natürlich beim Facharzt, dem Allergologen. Auf meiner Website finden Sie ein E-Book, ein PDF zum Herunterladen und auch zum Ausdrucken: »Wenn der Apfel Bauchweh macht – was tun bei Lebensmittelunverträglichkeiten«.

INFO

Also Stress zerstört den Darm. Der wird durchlässig für Lebensmittelbestandteile. Diese machen wiederum Unverträglichkeiten und diese den einen dünn, den anderen dick.

Candida, der Zuckerfresser

Ich war auf einmal, plötzlich, völlig unvermutet süchtig auf Zucker pur. Gummibärchen, riesige. Zucker ohne Fett. Zucker im Tee. Kaiserschmarren unter einem Puderzuckergebirge ... Und das mochte ich früher nie. Ich war immer eine ganz »Herzhafte«.

Dann passiert etwas, an das keiner denkt: Zu viel Stress. Oder man nimmt Antibiotika oder isst sie über das Putenschnitzel – und das verändert das ganze kulturelle Dasein, da in unserem Darm. Die guten Bakterien sterben ab. Und einer macht sich breit: Candida. Der Pilz galt lange Zeit als Hypochonderdroge. Nach Unmengen Gummibären, Schokobohnen, Kaiserschmarren ... und Hüftspeck bin ich zu meiner Naturheilärztin, Dr. Franzisca Pflüger, gegangen und die hat gemessen: »Ganz viel Candida!« Ich bin als Ernährungswissenschaftlerin natürlich erst mal aus allen Wolken gefallen. Das hat man doch nicht!

Den Pilz muss man aushungern

Was tun? Der Pilz lebt von Zucker. Futtert einem also den Zucker weg. Und darum macht der Pilz uns einen unbändigen Hunger auf Zucker. Den kann man nur aushungern! Zuckerentzug. Fünf Wochen lang. Kein Zucker, keine Hefe. Auch die nährt ihn. Kein Fruchtzucker, also keine Früchte, bis auf zwei saure Äpfelchen und nur Roggensauerteigbrot. Kein Honig, kein Fertigprodukt, keine Gemüseinstantbrühe (Hefeextrakt), keine Brötchen, kein Weißmehl, kein Rotkohl (20 Prozent Zucker!), kein Senf ... Und schon gar kein Faschingskrapfen.

Aber ehrlich, nach einer Woche stellt man fest: Zucker braucht man nicht so sehr, wie man immer meint. Und regelrecht unvorstellbar ist das Gefühl, sobald die Candidas fort sind: Man wacht auf, ist viel fröhlicher. Das hungert nicht nur die Candidas aus, sondern auch die Fettzellen. Also: Kein Zucker, keine Hefe – das ging schon irgendwie. Aber dann die Darmsanierungsmaßnahme, die mir meine Freundin verordnet hat, mit acht Kräutertabletten in Pferdeleckerligröße morgens und acht abends ... Das war unerträglich. Da hab ich dann lieber becherweise Naturjoghurt gelöffelt. Und an meinem Bittertrunk genippt.

TIPP

Wer vier Wochen Zucker und Hefe weglässt, nimmt ab – und fühlt sich mit Energie vollgeladen.

Der Stress und das unvariable Herz

Vor einem Jahr bin ich sehr erschrocken. Ich habe bei Manuela Böhme, Heilpraktikerin und Kurzzeit-Coach, einen Herz-Test gemacht. Habe einen Heißluftballon auf dem Computerbildschirm steigen lassen. Und den konnte man nur mit einer guten Atemtechnik und positiven Gefühlen, Freude, Liebe ... oben halten. Nur: Der ist ständig runtergeknallt. Sehr, sehr eindeutig sagt die sogenannte Herzratenvariabilität (HRV) eines Menschen etwas über seine Fähigkeit, Stress zu kompensieren, aus. Auch über seine Leidenschaft, zu leben. Und über das Risiko, dass ihn Stress krank macht. Herzinfarkt, Schlaganfall ...

Also die HRV kann man sich so vorstellen: Die Tür knallt zu, das Herz rutscht in die Hose. Sympatikus regiert. Dann rutscht es wieder hoch. Parasymathikus regiert. Wir laufen in den dritten Stock. Das Herz pumpt mit 180 Schlägen Blut durch den Körper. Sympathikusreaktion. Wir legen uns auf die Couch. Das Herz erholt sich ... 60 Schläge. Parasympathikus regiert. Uns küsst ein Prinz/eine Prinzessin. Das Herz rast. Es dauert ein wenig, wir lächeln glücklich und versonnnen und ruhig. Wie passt sich unser Herz an äußere und innere Vorkommnisse an? Flexibel, schnell, mit großen, lebendigen Schwankungen? Oder starr. Erlaubt es keine großen Ausschläge, weil uns die Luft wegbleibt.

Bei gesunden anpassungsfähigen Menschen ...

... arbeitet das Herz supersensibel. Es registriert ununterbrochen äußere und innere Signale – und reagiert unmittelbar mit »Variationen« der Herzschlagfolge. Die HRV zeigt, wie schnell unser Herz den nächsten Herzschlag der Belastung anpassen kann. Wie flexibel es sich einer Herausforderung anpasst. Ein eingeschränkter HRV zeigt, dass wir viel zu schnell überfordert sind, wir unser Leben nur eingeschränkt leben können. Mit der Zeit führt das in vielen Fällen zu Depressionen, Herzinfarkt, Schlaganfall, Krebs. Alles Krankheiten, die auf das Konto von Stress gehen. Zeit, die HRV zu verändern. Eine große HRV steht für Gesundheit, für Energie, für Freude, für Zufriedenheit – und bildet die Basis für einen schlanken Körper.

TIPP
Eine HRV-Messung über 24 Stunden hinweg ist am aussagekräftigsten. Dafür gibt es auch kleine transportable Geräte.

Biofeedback

Wie kriegt man mehr HRV? Bewegung. Entspannung. Gesund essen: Das variable Herz braucht Magnesium, B-Vitamine, Omega-3-Fettsäuren. Und Ausdauertraining. Eine gute Atemtechnik. Und auch die lernt man mit Biofeedback, eine Technik aus der Stressmedizin. Viele Biofeedback-Techniken wurden bereits entwickelt. Man kombiniert mit dem Elektrokardiogramm (EKG) auch die Messung der HRV und die Atemfrequenz. Das nennt man dann HRV-Biofeedback. Man sieht am Computer, wie der Körper mit Stress umgeht. Denkt man an Liebe, Freude, Achtsamkeit, Mitgefühl, dann sind Atem und Herz in Balance. Und die verschwindet, sobald negative Gefühle hochkommen wie Hetze, Ärger, Angst. Was man denkt und fühlt, kann man auf dem Computer angucken. Mit so einem Programm kann man sich kraft der Gedanken Stressfestigkeit züchten, die HRV verbessern.

Ein 30-Minuten-Training verjüngt

Eines dieser Programme heißt StressPilot. Der misst den Puls und per Trainings-CD sieht man am Computer die Herzratenvariabilität, also die eigene Stressresistenz. Und die trainiert man dann hoch. Man atmet das Hirn und das Herz in den Zustand der Kohärenz. Das baut Anspannungen ab, man wird mit Stress viel besser fertig. Auch dem im Alltag. Und das wiederum tut der Linie gut. US-Studien zeigen, dass durch beständiges Training Depressionen, Herzerkrankungen, Asthma, Angststörungen und Schlaflosigkeit schwinden. Und: Tägliches 30-Minuten-Training macht jung. Eine Studie aus den USA zeigt, dass sich nach einem Training von täglich 30 Minuten über nur 4 Wochen der Spiegel des Jugendhormons DHEA (Dehydroepiandrosteron) um durchschnittlich 100 Prozent erhöht hatte. DHEA erhöht den Serotoninspiegel (macht glücklich), reguliert den Insulinspiegel positiv, sorgt für mehr Muskeln und weniger Fett. Mehr dazu unter www.Stresspilot.biz.

> **TIPP**
> Täglich 30 Minuten trainieren und dafür hat man dann mehr Serotonin und mehr vom Jungbrunnen DHEA. Wer das nicht glaubt, kann das nachprüfen und einfach mal seine Nervenbotenstoffe messen lassen. Geht ganz einfach im Urin. Mehr dazu auf Seite 62.

Der Körper, der beste Stressmesser

Der beste und zuverlässigste Stressometer ist Ihr Körper. Langfristig zeigt sich Stress mit mehr Gewicht und weniger Energie. Man ist häufig erschöpft, morgens schon todmüde. Oft unkonzentriert, ängstlich oder konfus. Leidet unter Schlafstörungen, Magenschmerzen, Nackenverspannung, Heißhunger, Depressionen, Herzrasen. Darauf sollten Sie gar nicht warten. Gucken Sie lieber, was sich da kurzfristig bei Ihnen tut. Im Hier, im Jetzt, im Augenblick.

Kleiner Stresstest

> Klopft das Herz, rast der Puls? Verspannt sich der Nacken? Fühlen Sie sich nervös, unruhig, unkonzentriert, schwach, erschöpft, zittrig, schwindelig? Dann ist es höchste Zeit für Entspannung. Nicht für Schokolade. Und auch nicht für Kaffee.

> Achten Sie mal darauf, wie viel Sie jetzt pro Minute atmen. Über 20-mal? Dann sind Sie gestresst. Unter 12-mal schlafen Sie tief oder meditieren.

> Machen Sie sich gleich mal vertraut mit dem Gesellen, der oft nur dazu da ist, den Kopf durch die Gegend zu tragen. Fühlen Sie von der Stirn bis runter zu den Zehen, was alles angespannt ist. Dieser Stresst-mich-gerade-was-Blick durch den Körper sollte in Ihr alltägliches Leben einziehen.

> Und dann wäre es angebracht, dass Sie Ihr wertvollstes Gut artgerecht behandeln. Mit etwas Ruhe anstelle von Aufputschmitteln – egal ob Zucker oder Coffein.

TIPP
Gleich mal einen kleinen Stress-Check machen: Was ist angespannt? Die Wade, der Nacken? Der Kiefer? Die Augenbrauen?

NOCH EIN STRESSOMETER: ESS-TAGEBUCH

Schreiben Sie mal eine Woche lang auf, wenn Sie etwas Süßes oder die Suchtkombination 60 Prozent Kohlenhydrate, 40 Prozent Fett (siehe Seite 33) essen. Genau dann spüren Sie in sich hinein und überlegen, warum Sie das jetzt tun. Aus Einsamkeit, aus Frust, aus Zorn, aus Langeweile, aus Kummer, aus Zeitmangel ... ? Eine Tagebuchvorlage können Sie auf meiner Website mariongrillparzer.de herunterladen.

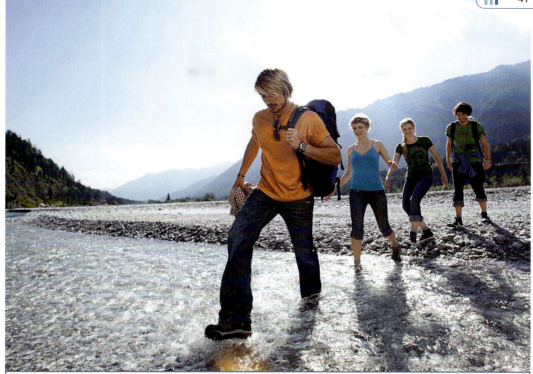

Mach dich mobil!

Warum Sie sich bewegen sollten? Ganz einfach: Erstens lockert Bewegung die Muskulatur – angespannt verspannt gilt nicht. Zweitens erhöht regelmäßige Bewegung über den Stresshormonhaushalt die Stressresistenz. Nachweislich. Drittens ist Bewegung das, was Sie so richtig flexibel macht – von Kopf bis Fuß. Ja, auch im Geiste. Viertens macht Bewegung nicht nur schlank, sondern auch glücklich – und Glück ist die Medizin gegen Stress. Aber, was rede ich? Einfach ausprobieren.

Bewegung ist Leben & beruhigt

Hunderttausend chemische Reaktionen finden jede Sekunde in jeder einzelnen Zelle statt. Das ist Leben. Unendlich viele kleine Prozesse. Und genau diese Prozesse in jeder einzelnen Körperzelle hält Bewegung in Gang. Schon alleine deshalb, weil Bewegung den Zellen Sauerstoff liefert, jedes Organ optimal mit Blut versorgt. Natürlich ist nicht nur die so beliebte Fettverbrennung, sondern auch die Müllabfuhr des Körpers abhängig von jedem Schritt, den wir gehen. Denn die Lymphe entsorgt belastenden Stoffwechselmüll nur, wenn der Mensch sich bewegt. Der Mensch ist nicht zum Sitzen geboren. Alles, was Sie nicht benutzen, geht verloren. Knochen verweichen, Muskeln verschwinden, die Immunkräfte auch. Bewegung ist echtes Glück. Jede Anleitung zum Glücklichsein endet in den Sportschuhen. Wer sich ausdauernd bewegt, mutiert zum Optimisten – wird psychisch stabil und extrovertiert. Was Depressionen betrifft: Laufen wirkt besser als jede Psychopille, dies zeigen Studien. Das gilt natürlich auch für andere Ausdauersportarten. Man muss es einfach nur TUN. Das Danach ist wichtig. Die Erfahrung, etwas geschafft zu haben, egal ob fünf Kilometer laufen oder 30 Minuten tanzen, diese Erfahrung stählt das Selbstbild, polstert das Selbstwertgefühl und dopt das Selbstbewusstsein. Bewegung ist die Medizin des Jahrhunderts. Auch für unsere Seele. Bewegte Muskeln produzieren Stimmungsaufheller wie Serotonin und körpereigene Opiate namens Endorphine.

Dehnen ist Jugend und Leistung

Die Muskelleistung ist wichtig, viel wichtiger als die Kraft. Also die in einem elastischen Muskel abgespeicherte Energie, die eine hohe Leistung in kurzer Zeit ermöglicht. Sie lässt uns schnell eine dynamische Bewegung ausführen. Muskelleistung zu haben heißt, unbeschwert durch den Alltag zu düsen. Die Muskelleistung nimmt mit dem Alter ab, nicht aber die Kraft. Irgendwann brauchen wir fünf Sekunden, um

---

GU-ERFOLGSTIPP
ENTSPANNEN IST MEDITATION

Stress, Angst, negative Gefühle spannen den Muskel an. Anspannung und Anstrengung verkürzt die Muskelfaser. Und wenn man die wieder streckt, wenn man den Muskeltonus reduziert, kommt auch unser Nervensystem zur Ruhe. Man muss dem Hirn gar nicht sagen: Du bist ruhig, Ohmmmm … Dehnen ist Entspannung, ist Meditation, ist ein wunderbares Heilmittel – ohne Nebenwirkungen.

aus dem Stuhl aufzustehen, endlos, um über die Straße zu gehen, weil unsere Muskeln nicht mehr so elastisch sind, nicht mehr so viel Energie speichern können. Vergleichbar ist das mit einem Gummiband, das im Laufe der Zeit porös wird, nicht mehr so schön schnalzt. Doch genau diese Muskelleistung, die kann man sich bis ins hohe Alter erhalten. Dafür muss man den Muskel nicht nur kräftigen – sondern auch dehnen. Dehnen macht den Muskel jung – und seinen Besitzer flexibel. Auch im Kopf.

Bewegung beruhigt

Sind Sie aufgeregt? Im Stress? Nervös? Dann gehen die Gedanken nur im Kreis herum. Da kommt man denkend nicht raus. »Eine der effektivsten und schnellsten Möglichkeiten, sich zu beruhigen, ist, sich zu bewegen. Und zwar rhythmisch.« Das sagt der berühmte Hirnforscher und Neurobiologe Professor Gerald Hüther. Wir müssen erst unser Gehirn beruhigen, die Erregungszustände in den Nervenzellen abbauen, dann finden wir eine Lösung. Dabei helfen Rhythmen. Rhythmische, gleichmäßige Bewegungen helfen, Erregungszustände unter Kontrolle zu bekommen. Singen, meditatives Tanzen, Mantras aufsagen oder Rosenkranzbeten sind Friedenstifter des Alltags. Genauso wie Joggen oder mein Bewegungsliebling: Trampolintraining. Der gelöste Zustand wird bereits nach etwa 15 Minuten erreicht. Wir müssen also nur eine Viertelstunde im gleichmäßigen Rhythmus laufen, gehen, tanzen oder unseren Körper auf dem Trampolin in rhythmische Schwingungen versetzen – schon schwingt unser Gehirn rhythmisch mit. Wir können viel klarer denken und sind beruhigt. Das kann man auch »Flow« nennen.

Muskeln erziehen die Stresshormone

Wenn Sie sich anstrengen, Ihre Muskeln zittern lassen, produziert ihr Körper die beiden Stresshormone Adrenalin und Cortisol. Krafttraining hebt also den Adrenalin- und den Cortisol-Spiegel an. Macht nix. Der Cortisolspiegel steigt nur kurzfristig an, der trainierte Körper reguliert das schnell wieder herunter. Und das panzert fürs Leben. Wer regelmäßig die Muskeln kräftigt, steckt

TIPP
Gestresste Manager und Managerinnen haben in der Regel doppelt so viel Cortisol im Blut wie Gärtner – weswegen die allereffektivste Antistresstherapie draußen mit Spaten oder Rechen im Garten stattfinden sollte.

einen Ehekrach, eine Prüfung, einen Stau ... einfach weg. Das geht superschnell mit einem täglichen Training und mit den cleveren Yogix-Übungen ab Seite 85.

Sie macht Bewegung nicht glücklich?

Stimmt. Manche Menschen stresst es, wenn sie sich bewegen. Die haben ein Programm im Kopf: »Mir tut Bewegung nicht gut.« »Ich hab keine Bewegungsgene.« »Ich fall tot um, wenn ich noch drei Schritte ...« Wissen Sie was? Sie haben einfach noch keinen Flow gehabt. Flow ist, wenn Kopf und Körper sich sagen: »*Schön, dass es dich gibt.*« Flow haben wir, wenn wir etwas hochkonzentriert tun. Im Hier und Jetzt sind. Das fühlt sich etwa so an: Leichtigkeit, Kreativität, unendliche Freude strömt durch jede Zelle ... pumpt uns mit Euphorie so voll, dass wir die Zeit vergessen. Am einfachsten ist es, sich Flow in Form von Bewegung zu holen. Bewegung, die uns Spaß macht, Bewegung, die uns guttut. Hab ich beim Joggen, hab ich auf dem Trampolin, hab ich auf dem Pferd. Hab ich auch erst kennenlernen müssen. Hatte ich nicht auf dem Barren in der Schule.

TIPP
Wie findet man nur die Bewegung, die einen glücklich macht? Ausprobieren, ausprobieren, ausprobieren. Und: sich nicht zu sehr anstrengen.

Der Körper ist der beste Ratgeber

In unserem Körper, in unseren Zellen ist all das gespeichert, was wir im Laufe unseres Lebens schultern. Dort sind auch unsere Ur-Erfahrungen gespeichert. So wie ein Tier Instinkte hat, die über Jahrtausende weitergegeben werden, wurzeln auch in unserem Körper uraltes Wissen, Bilder über Vertrauen, Heilkraft, Willen, Mut, Liebe, Kraft ... Manchmal zeigen sie sich uns in unseren Träumen. Wie kommen wir an diese Bilder und die mit ihnen verbundenen Kräfte? Über Meditation. Über Bewegung. Über den Körper. Nicht über den Verstand.

Wir alle wissen: Denken hilft zwar, nützt aber meist eher nix. Denn unser Kopf gibt uns selten einen guten Rat. Müde! »Keine Zeit, trink 'nen Expresso!« sagt der Kopf. Einsam! Im TV läuft »Best Friends«, sagt der Kopf. Hunger! »Pizza«, sagt der Kopf. Der Körper würde sich hinlegen. Er würde sich eine Umarmung suchen – und er würde eine Schüssel Quark mit Früchten essen. Und dann würde es uns echt gutgehen. Unser Körper ist nämlich der beste Ratgeber, den wir haben. Wir müssen nur lernen, ihn wieder wahrzunehmen. Ihn wahrnehmen zu lassen. Wenn wir ihn wahrnehmen, dann kommen wir auch an unsere Urkräfte. Aber zunächst kommen wir viel leichter und angenehmer durchs ganz normale Leben.

Ein wenig Spürsinn schulen

> **Hunger?** Wissen Sie eigentlich noch, wie der sich anfühlt? Dieses Gefühl haben viele vergessen, weil wir alle nach geregelten Zeiten essen. Uns sogar diese Flexibilität fehlt, dann zu essen, wenn wir Energie brauchen. Probieren Sie doch einfach mal aus, eine Mahlzeit auszulassen. Warten Sie darauf, wann der Hunger sich freiwillig meldet – und mit welcher Lust auf *was?*
> **Müdigkeit.** Decken wir mit Kaffee zu. Statt uns kurz mal hinzulegen und mit einem tiefen Kurzschlaf oder einer kleinen Meditation die Batterien wieder zu füllen. Das wäre der Weg, den der Körper nehmen würde. Den sollten Sie auch verfolgen.
> **Stress?** Halten wir aus. Halten den Atem an. Spannen die Muskeln an. Was würde der Körper tun? Sich sofort bewegen. Sich locker machen. Tief und regelmäßig atmend, den Stresshormonpegel senken. Spüren Sie immer wieder in sich hinein: Hat mich der Stress gerade im Griff? Und dann schütteln Sie ihn ab. Lockern Sie jedes Körperteil. Wirklich. Tun Sie das mal.

Stress dämpft die Körperwahrnehmung

Anhaltender Stress reduziert unsere Wahrnehmung oft ganz, ganz stark. Denn Stress heißt Druck, den wir aushalten müssen. Wir zwingen uns, etwas durchzuhalten, den anstrengenden Job, die nörgelnden Kinder, den fremdgehenden Partner, die zu pflegende Mutter ... was uns eigentlich zu viel ist, uns überfordert. Würden wir in diesem Moment in uns reinfühlen, uns wahrnehmen, uns spüren, dann würden wir ganz natürlich sagen: »Halt!« Bis hierhin und

GU-ERFOLGSTIPP   AUF UND AB

Drei Minuten Wippen auf dem Trampolin entspannen spürbar. Einfach auf und ab wippen, die Füße im Kontakt mit der Matte, die Arme hängen locker nach unten, der Körper schwingt mit allen Muskeln und Organen mit. Der Stress verfliegt. Die Lymphe fließt – und entgiftet in diesen drei Minuten den Körper.

GU-ERFOLGTIPP

MUSKELN KONTROLLIEREN

Mit einer Bio-Impedanz-Analyse-Waage sollten Sie Ihre Muskeln im Auge behalten. Stress baut nämlich Muskeln ab. Und wenn Sie Diätfehler machen – zu wenig essen –, dann baut Ihr Körper noch mehr Muskeln ab. Und das darf nicht sein. Weil dann das Abnehmen stagniert und Sie Monate brauchen, den Fehler wieder auszumerzen.

nicht weiter. Wir halten den Stress also nur aus, indem wir die Wahrnehmung runterschrauben. Und das ist fatal. Wie wollen wir einen Körper, den wir nicht wahrnehmen, lieben? Und die Liebe zum eigenen Körper ist die Grundvoraussetzung für Selbstbewusstsein, für ein stressfreies Leben, ein schlankes Leben, ein zufriedenes Leben. Darum schult der Yogix (siehe Seite 85) auch Ihre Körperwahrnehmung.

Schlank & fit über die Haltung

Ihre Knochen, Ihre Muskeln, Ihre Tastorgane stehen mit dem Gehirn nicht einseitig in Verbindung. Wenn Sie sich aufrichten, die Schultern zurücknehmen, funken Nerven aus allen Teilen des Körpers ins Gehirn: *Ich bin wer. Ich kann, was ich will.* Wir richten uns auf, nehmen die Schultern zurück, weiten die Brust, wachsen ... Da tut sich was im Körper. Biochemisch. Das kann man messen. Die Rezeptoren in Muskeln und Sehnen informieren das Gehirn exakt über die aktuellen Spannungszustände im Körper. Der Gleichgewichtssinn funkt aus dem Innenohr seine Infos dazu, und auch das Auge. Wir atmen auf. Die Energie fließt. Das Zwerchfell drosselt die Atmung nicht länger durch eine gekrümmte Haltung. Eine aufrechte Haltung lässt messbar den Testosteronspiegel ansteigen – unser Hormon der Dynamik und des Antriebes. Und jedes fröhliche Aufrichten drosselt zudem das Stresshormon Cortisol. Beides fördert Mut, Willenskraft und Beharrlichkeit, stärkt das Immunsystem und macht uns schlank.

Das Geheimnis: Sich selbst bewusst bewegen

Auch wer sich bewegt, tut das effektiver, fröhlicher und mit offener Haltung. Brust frei. Wer mit hängenden Schultern, hängendem Kopf, also gebeugter Körperhaltung, an Stöcken durchs Leben geht, verliert immer mehr an Energie. Die Muskeln werden schlaff, die Fettzellen füllen sich und auch das Immunsystem hat keine Power, was einen leicht kränkeln lässt. Über den Körper kann jeder alles erreichen. Alles, was man will. Man kann stolz werden, fröhlich, leicht, charismatisch. Ja, ein Held. Jeder hat die Kraft. Man muss nur daran glauben, sich selbst bewusst bewegen – sich selbst feiern – und das kann das Leben verändern.

Und ein bisschen Energiemedizin

Ärzte und Physiotherapeuten legen die Hand auf, bringen mit einfachen energetischen Übungen das Energiefeld des Menschen in Harmonie. Energiemedizin wird in den USA schon längst praktiziert: klopfend, tappend, handauflegend ...

Stress blockiert den Energiefluss

Wir nehmen Energie auf durch Atmung, Nahrung, Sonnenlicht. Wir geben Energie ab durch Stoffwechselprozesse, Arbeit, Gefühle. Und ist das Ganze in Balance, schwingt alles fröhlich miteinander, pulsiert die Lebensenergie, ist alles im Fluss, fühlen wir uns wohl. Doch stockt der Atem, spannen wir uns an ... Blockiert Stress die Energie. Fehlt uns Energie, geht es uns schlecht. Mit der Zeit sehr schlecht. Wir sind krank. Das wissen die Chinesen schon seit Jahrtausenden. Darum haben sie die Akupunktur erfunden.

Stress fordert Selbstbeherrschung

Fluss, Pulsation, Schwingungen, Lebendigkeit – das ist normal. Bis wir lernen, dass man Gefühle beherrscht, Tränen oder Wut unterdrückt. Sich selbst beherrscht. Selbstbeherrschung, wie macht man das denn? Man hält den Atem an, spannt den Muskel an ... und schon fließt die Lebensenergie nicht mehr. Macht man das öfters, verspannen die Muskeln. Das wirkt direkt auf das vegetative Nervensystem. Dieses regelt die Funktion unserer Organe, der Drüsen, des Immunsystems. So macht jedes negative Gefühl (= Stress) krank. Und genau das will die Energiemedizin verhindern. Energiemedizin weckt die Intelligenz des Körpers wieder auf. Die somatische Intelligenz. Die, sich selbst zu heilen, sich selbst fröhlich zu stimmen, sich selbst vor Krankheiten zu bewahren. Das Anspannen, Entspannen, Dehnen, Erden, Strecken, Stampfen, Bewegen, Berühren ... ist Energiemedizin. Die können Sie tanken.

TIPP

Jede Haltung, die wir einnehmen, öffnet eine Schublade in unserem Drogenköfferchen Körper. Eine, die uns traurig und träge macht – oder eine, die uns selbstbewusst macht, entspannen lässt oder Freude bringt.

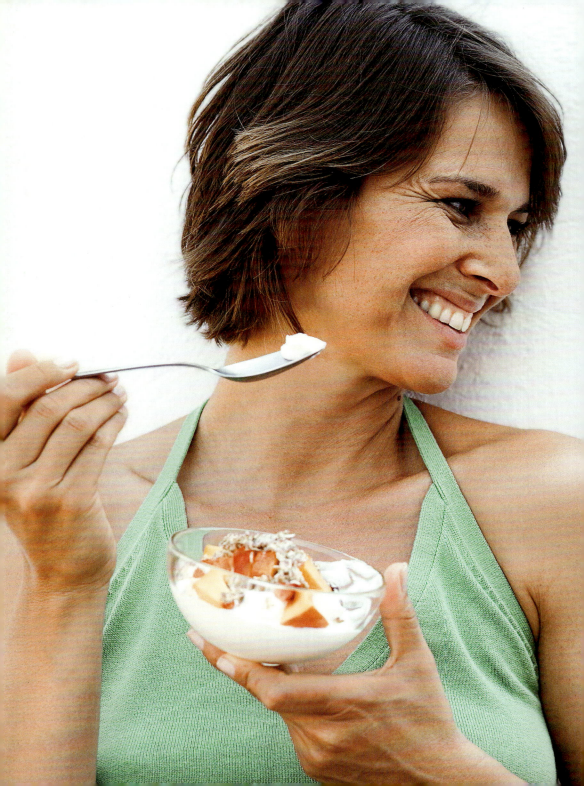

DAS CLEVERSTE KLEINE ANTI-STRESS-PROGRAMM DER WELT

In vier Wochen sind Sie ein völlig neuer Mensch. Relaxed, nicht mehr heißhungrig, schlanker, mit Blutwerten, die Ihren Arzt erstaunen. Mit einem wacheren Kopf, einem zufriedeneren Gehirn.

GLYX-Tools – Werkzeuge für ein langes Leben	56
Der geheimnisvolle Yogix	85
GLYX-mobil – die leckere Anti-Stress-Küche	96

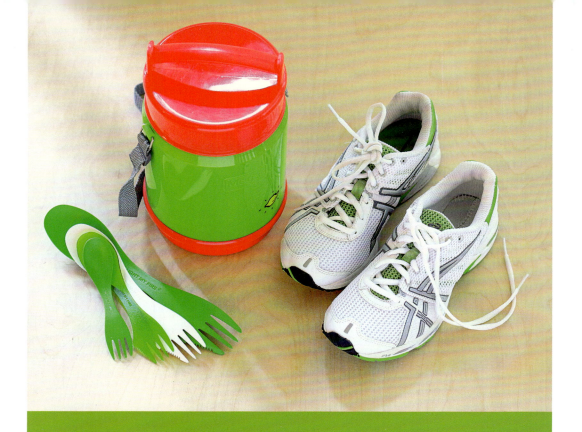

GLYX-Tools – Werkzeuge für ein leichtes Leben

Man ändert sein Wissen, indem man liest. Man ändert auch seine Einstellung, wenn man etwas Gutes liest. Eine Veränderung braucht ein bisschen mehr. Ein Werkzeug, ein leicht einsetzbares Werkzeug, das man ausprobiert, spürt, dass es einem guttut – und dann mag diese Veränderung auch ins Leben einziehen. In der Theorie hilft Wissen. In der Praxis helfen am besten Werkzeuge. Die Tools, die Sie brauchen, damit Stress Sie nicht länger dick macht, finden Sie auf den folgenden Seiten.

Tool Nr. 1: Geheimnisvolles Priming

Wir sind wunderbar darin, uns mit Gedanken das Leben schwer zu machen. Da ist jeder von uns Meister: *Wenn ich den Kuchen esse, wiege ich morgen ein Kilo mehr.* Oder: *Der hat mich bestimmt mit seiner Triefnase angesteckt.* Oder: *Das Auto schafft es sicher nicht mehr nach Hause ...* Oder: *Wenn ich eine weiße Bluse anziehe, kleckere ich mich sicherlich voll.* Wirklich dumm. So bestellen wir all das, was wir nicht wollen, beim Universum – oder ohne Umwege gleich im Unterbewusstsein.

Einer meiner Lieblingsvorträge in diesem Jahr war der über »Priming« von Gehirnforscher Professor Christian Elger, Universität Bonn. Er hat erzählt, wie sich das »Priming« auf unser Leben auswirkt. Priming ist eine Art Vorbereiten, Anbahnen, Einschwingen des Unterbewussten auf ein kommendes Ereignis. Eine der wenigen Techniken, mit denen man das Unterbewusstsein ziemlich gut beeinflussen kann. Ungewollt negativ – gewollt positiv.

Schwere Taschen, schwere Gedanken

Meine Laufschuhe wiegen gerade mal 215 Gramm und sind hellgrau-pink. Da fliege ich drin. Ziehen Sie sich leichte Laufschuhe an. Nichts zu Enges. Klamotten, in denen Sie sich leicht fühlen. Dann nehmen Sie schon ab, ganz nebenbei. Denn so setzen Sie Leichtigkeit gegen Trägheit ein. Forscher der National University of Singapore und der Chinese University of Hongkong stellten fest: Leute, die schwerere Taschen mit größeren Einkäufen tragen, denken unbewusst häufiger über ernste Themen nach. Ein ähnlicher Effekt wurde erzielt, wenn Probanden Texte lasen, die Wörter, wie »schwer«, »Tonnen von« oder »Last« enthielten. Das liegt am Priming-Effekt, der steht in direkter Verbindung zwischen physischem Gewicht und Stressbeurteilung. Es ist egal, ob wir über eine schwere Last nachdenken oder die schwere Last tatsächlich tragen. Beides führt zu schwereren Gedanken und Stimmungen. Und die stoppen die Fettverbrennung.

Bilder, Wörter und Begriffe, die blitzartig auftauchen, können die Wahrnehmung beeinflussen – und sogar unser Verhalten. Lesen wir einen Text mit negativen Adjektiven drin, wie alt, deprimiert,

INFO

Priming (Bahnung) ist ein manipulierendes Vorbereiten auf ein kommendes Ereignis. Man aktiviert mit einem Reiz Gedächtnisinhalte. Und die sorgen dafür, dass der nächste Reiz mit Sicherheit auf gewollte Art verarbeitet wird.

INFO

Priming macht schlank und gesund: Zimmermädchen, denen man erklärte, dass ihr Job auch ein gutes körperliches Training sei, nahmen innerhalb eines Monats im Schnitt ein Kilo ab – und hatten noch bessere Blutwerte. Wir wissen heute: Kenntnisse, eine Überzeugung können sich körperlich manifestieren.

müde …, dann laufen wir danach um 20 Prozent langsamer. Schütteln wir den Kopf, lehnen wir die Vorschläge unseres Gegenübers viel eher ab, als wenn wir vorher ein wenig nicken.

Geht auch anders. Positiv primen. Frauen, die in der Öffentlichkeit mit Einkaufstaschen von Victoria's Secret unterwegs waren, fühlten sich um vieles attraktiver, femininer und glamouröser als Frauen, die eine einfache pinkfarbene Einkaufstasche bekamen.

Morgens für den Tag: Positiv primen

Alles, was wir jetzt sind, ist das Resultat unserer Gedanken, sagt Buddha. Und Primen, so die Forschung, funktioniert auch umgekehrt. Man denkt nicht über eine schwere Last nach, sondern über eine leichte: Über Federn, über Luftballons, über Fliegen auf dem Trampolin. (Nun ahnen Sie, warum ich dieses Teil für mehr als genial halte!) Man kann sich in der Küche bei der morgendlichen Tasse Kaffee über ein Wand-Tatoo freuen: Carpe diem. Oder man schreibt sich morgens ein persönliches, wunderbares leichtes Lebensmotto an den Spiegel. Eines, das einen lächeln lässt. Das wirkt dann den ganzen Tag. Bei mir hängt zur Zeit: No risk, no fun. Bei Verena: Glückliche Mädels sind die Schönsten. Und die wunderbare charismatische Sängerin Alanis Morissette würde sich morgens auf den Badezimmerspiegel Folgendes schreiben: »Hallo, du wundervolles kleines von Gott gemachtes Werk – wie geht es dir heute?« Super! Das ist ein perfektes Priming. Die Moderatorin Fernanda Brandao ließ sich ihr Lebensmotto sogar tätowieren: »Alles, was ich besitze, trage ich in mir.« Leider auf den Rücken. Dafür aber spiegelverkehrt.

Tool Nr. 2: Das ehrliche Maßband

Immer mal wieder kriege ich eine frustrierte Mail: *Hilfe! Auf der Waage tut sich nix.* Und dann stellt sich heraus, die Damen wiegen das Mehr an Wasser in den Tagen vor den Tagen, haben an Muskeln zugelegt – oder lassen sich von der Waage so terrorisieren, dass sie nicht abnehmen können. Nichts schickt einen leichter in den Frust als die Waage. Schon morgens kurbelt sie die Stresshormonbildung an. Und stoppt die Lipolyse, die Fettverbrennung.

GLYX-Tools – Werkzeuge für ein langes Leben 59

Achten Sie nicht so sehr darauf, was die Waage anzeigt. Denn Sie werden, wenn Sie täglich Sport treiben, Muskeln aufbauen und Fett abbauen. Muskeln sind schwerer als Fett. Die Lieblingsjeans und Ihr prüfender Blick sagen mehr als der Waagenzeiger. Und wunderbar ist das Maßband. Manche nehmen mit dem Maßband ein paar Zentimeter ab, bevor sich der Waagenzeiger um ein Kilo rückwärts bewegt. Das nennt sich liebevoll Bodyforming. Und findet immer statt, wenn man sein Fett über Muskeln verbrennt.

Wichtig: Immer an der gleichen Stelle messen, Oberarm, Taille, Oberschenkel ... Wenn eine Waage verwendet wird, dann nur die Bio-Impedanz-Analyse-Waage wählen, die Fett und Muskeln misst. Stress baut übrigens genauso wie die falsche Diät Muskelmasse ab ... Muskeln darf man nicht verlieren. Das dauert Monate, bis sich nach nur zwei, drei Kilo Muskelverlust der Stoffwechsel wieder normalisiert. Einen 4-Wochenkalender zum Eintragen Ihrer Maße können Sie von meiner Website mariongrillparzer.de kostenfrei herunterladen.

Gute Maßnahme: Bauch, Beine, Po umschlingen. Denn das Maßband ist ehrlicher als die Waage.

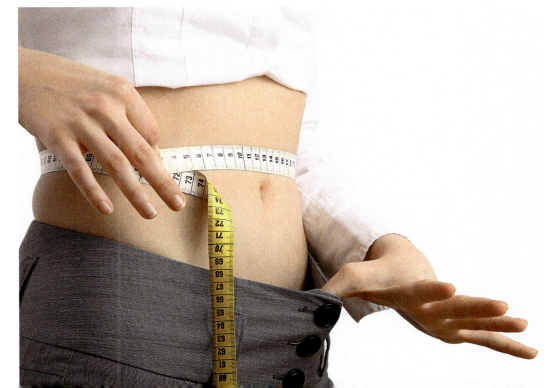

> **TIPP**
>
> Wer Leichtigkeit wecken will, muss im Alltag aufspüren, wo man es sich in der Bewegung unnötig schwer macht. Man kann alles leichter machen! Vom Zähneputzen bis zum Ins-Bett-krabbeln.

Tool Nr. 3: Stoppschild – innehalten in einer Alltagsbewegung

Egal, was Sie tun – es geht stets etwas leichter. Und darum ist es immer der richtige Augenblick, mal zu gucken, wie Sie das tun, was Ihr Körper in diesem Moment dazu sagt. Das nennt sich auch Achtsamkeit. Also innehalten und einfach Gedanken und Gefühle auf das richten, was im Körper passiert. Den Druck der Füße fühlen, auf denen Sie stehen. Die Kleidung auf der Haut spüren. Den Atemfluss beobachten. Und ganz wichtig: Die Muskelspannung in den verschiedenen Körperbereichen aufspüren. Wie steif ist der Nacken? Locker lassen! Der Kiefer? Locker lassen … Wie schneide ich die Kartoffeln? Wie trage ich die Tasche, wie sitze ich am Computer … Wir können alles leichter machen – wenn wir den Körper wie ein Kind benutzen, wenn wir unnötige Anspannungen loslassen. Es geht alles leichter im Leben. Darum müssen wir die falschen Anstrengungen in der Alltagsbewegung aufspüren. Und sobald man locker lässt, funktioniert der Energiestoffwechsel auch wieder in Richtung schlank.

Tool Nr. 4: Donald im Herzen

Ich liebe Donald Duck. Sein geistiger Vater, Walt Disney, war ein Lebemann. 1928 erfand er Mickey Mouse. Perfekt, lieb, treu, sorgfältig, pflichtbewusst. Langweilig. Ein Spießer. Am 9. Juni 1934 zeichnete Walt Disney sein eigenes Double: Donald Duck. Faul, naiv, jähzornig, temperamentvoll, verschlafen, ewig pleite – und trotzdem abenteuerfreudig, optimistisch, voller Lebenslust. Ein Charakter. Die menschlichste Comicfigur. Micky Mouse mag man. Donald aber liebt man. Er ist weder reich noch schön noch stark noch mutig. Er ist ein Comicheld der menschlichen Schwächen. Und trotzdem lieben ihn alle. Und das ist, finde ich, sehr, sehr beruhigend. Sind wir nicht alle ein bisschen Donald? Das ist doch wunderbar – nicht? Donald einfach mal an den Spiegel pinnen – und dran denken, dass wir nicht perfekt sein müssen, um geliebt zu werden. Dass wir »Nein!« sagen dürfen. Dass wir faul sein dürfen. Dass wir Fehler machen dürfen. Und: Dass jeder Tag aufs Neue dazu da ist, ihn für uns zu pflücken. Carpe diem.

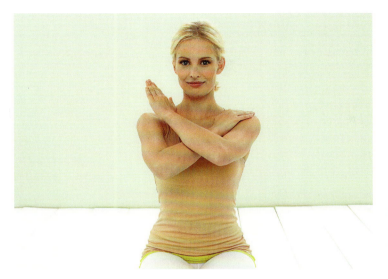

Die Butterfly-Tecknik vertreibt negative Gefühle und ist einfach: Rhythmisch rechts und links auf die Schulter klopfen.

Tool Nr. 5: Ärger wegtappen

Dieses Tool hab ich von meiner Freundin und Kurzzeittherapeutin Manuela Böhme. Das hilft mir, bevor mich etwas wie ein HB-Männchen hochbeamt. Wer oder was ärgert Sie gerade besonders? Das holen Sie sich jetzt mal vor Ihr geistiges Auge. Und Sie lassen diesen Ärger so richtig hochsteigen. So richtig!

Denken Sie an diesen Menschen, die Sache – und konzentrieren Sie sich auf das Gefühl dabei. Nun wenden Sie die sogenannte Butterfly-Technik an: Überkreuzen Sie die Arme vor der Brust, sodass Ihre Fingerspitzen auf Ihren Schultern liegen. Und nun abwechselnd im eigenen Rhythmus (z. B. im Sekundentakt) mit den Händen auf die Schultern klopfen – links, rechts, links, rechts, links, rechts … Das können Sie im Sitzen oder im Liegen machen, wichtig ist nur, dass Ihre Beine dabei nicht überkreuzt sind. Machen Sie das circa 30 bis 60 Sekunden lang und dann atmen Sie tief durch. Spüren Sie jetzt der Veränderung nach. Nagt da noch die gleiche Wut in Ihnen? Oder ist da vielleicht ein neues Gefühl aufgetaucht? Wenn die Wut immer noch nagt oder ein anderes unangenehmes Gefühl aufgetaucht ist, dann wiederholen Sie die Technik so lange, bis der Bauch frei ist.

TIPP

Auf meiner Webseite finden Sie eine kleine gesprochene Mini-Meditation mit bilateralen Stimulationstönen zum Herunterladen. Entstresst in Minuten, lässt gut einschlafen!

Tool Nr. 6: Stress kann man messen

Sie wollen wissen, ob Stress Sie dick macht? Entzündungen, entgleister Blutzucker, fehlende Nervenbotenstoffe, Trägheit, Traurigkeit ... Wenn Sie wissen, wie es in Ihrem Körper aussieht, dann sind Sie viel eher bereit, auch etwas dagegen zu tun. Die folgenden Werte passen wunderbar in ein individuelles Stressprofil. Sie können ganz viel über Körper und Seele aussagen. Gemessen wird in Urin, Speichel, Blut.

CRP ultrasensitiv (auch hs-CRP genannt): Das C-reaktive Protein steigt bei Entzündungen im Körper an. Zielbereich: < 1 mg/l

Cortisol ist eines der wichtigen Stresshormone. Mithilfe von vier Speichelproben kann man ein Tagesprofil bestimmen und damit Überlastung oder Anzeichen für Burnout erkennen. Der Test hilft auch herauszufinden, welche Vitalstoffe man braucht.

Nervenbotenstoffe/Neurotransmitter im Urin

Adrenalin: Unser schnelles Stresshormon regt den Kreislauf an, stellt Energie aus Fett und Zucker bereit.
Zielbereich: 4–16 µg/g Kreatinin.

Noradrenalin: Eine Störung des Noradrenalin-Systems wird ebenso als mögliche Ursache einer Depression gesehen wie ein Mangel an Serotonin. Zielbereich: 20–90 µg/g Kreatinin.

Dopamin: Es motiviert uns. Fehlt es, fehlt uns Antrieb und Dynamik. Wir leiden unter Konzentrationsstörungen und depressiver Verstimmung. Zielbereich: 130–300 µg/g Kreatinin.

Serotonin: Macht ausgeglichen und gute Laune. Ein Serotoninmangel macht heißhungrig auf Kohlenhydrate.
Zielbereich: 130–210 µg/g Kreatinin.

Glutaminsäure: Glutaminsäure ist eine Aminosäure, die im zentralen Nervensystem als Botenstoff arbeitet. Zu viel (Glutamat!) wirkt nervenzellschädigend. Zielbereich: 8–30 µmol/g Kreatinin

GABA: Gamma-Amino-Buttersäure ist der wichtigste stressdämpfende Neurotransmitter und hat einen beruhigenden Effekt. Zielbereich: 1,5–8 µmol/g Kreatinin.

INFO

Fehlen Nervenbotenstoffe wie Serotonin, macht das hungrig und träge. Man kann sie gezielt stimulieren, beispielsweise mit B-Vitaminen und Aminosäuren wie Tryptophan.

Fettsäuren

Wie steht es um Ihr Fettsäuremuster?

Arachidonsäure (AA): Zu viel Arachidonsäure fördert Entzündungen. Zielbereich: 50–300 mg/l.

Eicosapentaensäure (EPA): Diese Omega-3-Fettsäure hemmt Entzündungsprozesse und damit Stress, Übergewicht, Altern, chronische Erkrankungen. EPA kommt hautsächlich in Kaltwasserfischen wie Hering, Lachs oder Makrele vor. Zielbereich: 10–60 mg/l.

Docosahexaensäure (DHA): Baustoff für Gehirnzellen. Ein Mangel heißt ADHS. Sie gehört auch zu den wichtigen Omega-3-Fettsäuren. Zielbereich: 10–110 mg/l.

Zielbereich Fettsäurenquotient: AA/EPA 2–6.

Mineralien & Vitamine

Magnesium: Magnesium ist unser Salz der inneren Ruhe, wichtig für Nervensignalübertragung und ein variables Herz. Ein Mangel zeigt sich durch Muskelkrämpfe, Konzentrationsstörungen, Depressionen, Schlafstörungen und Nervosität. Zielbereich 0,8–1,1 mmol/l, gemessen im Serum.

Ferritin: Eisen brauchen wir für die Sauerstoffversorgung im Körper. Wer zu wenig Eisen hat, ist müde, abgeschlafft und wenig leistungsfähig. Zielbereich: 40–400 µg/l.

Homocystein: Der Wert gibt an, wie stark unsere Gesundheit unter Stress steht. Ist ein Risikofaktor für Gefäße, für Demenz. Zeigt einen Mangel an unseren Nervenvitaminen: Vitaminen B6, Folsäure, B12 sowie B2. Zielbereich: < 10 µmol/l. Ist das Homeocystein hoch, sollte man diese B-Vitamine dringend auffüllen.

Tipp: Wer mehr über den Stresstest, die Blutabnahme beim Hausarzt, Auswertung der Ergebnisse ... wissen will, informiert sich auf der Internetseite: www.die-glyx-diaet.de.

OMEGA-3 FETTSÄUREN

Stress raubt uns Omega-3-Fettsäuren. Und ein Mangel macht heißhungrig. Manche nehmen allein dadurch ab, wenn sie Omega-3-Fettsäuren gezielt zuführen.

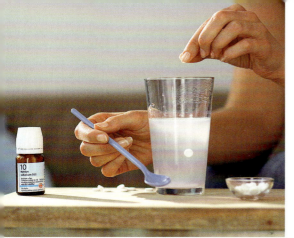

Aufgelöste Schüssler Salze: Eine gute Methode, den Stress Schluck für Schluck wegzuspülen.

Tool Nr. 7: Antistress-Elixier

Wenn ich was Alternatives für eine meiner momentanen Befindlichkeitsstörungen brauche, dann frage ich häufig meine Schweizer Freundin, Lymphtherapeutin und Schüssler-Expertin Simone Weider. Hier ihr Anti-Stress-Elixier für eine 5-Wochen-Kur:

> 5 Tabletten Schüssler Salz Nr. 5 (Kalium Phosphoricum) in D6
> 5 Tabletten Schüssler Salz Nr. 3 (Ferrum Phosphoricum) in D12
> 5 Tabletten Schüssler Salz Nr. 7 (Magnesium Phosphoricum) in D6

Morgens die Nr. 5 in heißem Wasser auflösen und in kleinen Schlucken trinken. Gibt Energie für den Tag!
Mittags die Nr. 3 in heißem Wasser auflösen und in kleinen Schlucken trinken. Hilft, Sauerstoff aufzunehmen und zu transportieren.
Abends die Nr. 7 in heißem Wasser auflösen, in kleinen Schlucken trinken. Fördert den Schlaf und die Erholung in der Nacht. Löst Anspannungen und hilft bei Heißhunger auf Schokolade.
Wichtig: Als Grundlage zum Entsäuern sollten Sie Schüssler Salz Nr. 9 (Natrium Phosphoricum) nehmen. Jeweils 3 Tabletten vormittags, nachmittags und abends vor dem Schlafengehen im Mund unter der Zunge zergehen lassen.

MEHR ENERGIE ...

Immer wenn ich Stress habe, oft müde bin, mehr Energie brauche, mir Nervenbotenstoffe wie Serotonin fehlen ..., dann gibt es eine 4-Wochen-Kur für »mehr Energie – und weniger Heißhunger« mit einem Granulat aus folgenden Wirkstoffen. Tryptophan & Glutamin: Die beiden Aminosäuren machen wach, fröhlich und satt. Der Traubenkernextrakt OPC schützt vor oxidativem Stress. Wir leben im Überfluss. Trotzdem sind wir unterversorgt mit Vitaminen. Die Vitamine B1, B2 und B6 brauchen wir für Energiestoffwechsel und Eiweißhaushalt. Vitamin B12 ist notwendig für die Blutbildung. Das weckt einen auf, holt die Freude aus dem Keller. Auch Biotin, Vitamin D3 und Folsäure helfen gegen den Stress.

Tool Nr. 8: Streicheleinheiten

Umarmen Sie, massieren Sie, halten Sie Händchen – und fassen Sie sich an die Nase! Eine der wunderbarsten Waffen gegen Heißhunger, gegen Stress und seine alt und krank machenden Hormone ist schlicht und einfach die Streicheleinheit. Es gibt sie überall auf der Welt, die Ressourcen sind unbegrenzt. Auf sanfte, willkommene Berührungen reagiert unser Körper mit der Produktion von Oxitocin – dazu gesellen sich Serotonin, Dopamin und Endorphine. Gemeinsam senken sie den Spiegel an Stresshormonen. Ängste schwinden, wir fühlen uns behaglich und schöpfen Vertrauen zu unserem Gegenüber. Dass unser Gehirn durch Berührungen wesentlich mehr aufnimmt und lernfähiger wird, dafür sorgen ein niedriger Cortisolspiegel in Kombination mit dem Wohlfühlhormon Oxitocin und die allgemeine Aktivierung unseres parasympathischen Nervensystems.

Da auch das Norephedrin mitmixt, macht uns Berührung sogar aufmerksam, lässt uns leichter im Hier und Jetzt leben – Berührung fördert Achtsamkeit. Auf den Gipfel unserer Leistungsfähigkeit hievt uns dann die angekurbelte Endorphinproduktion, Norephedrin hält wach, Dopamin macht uns zufrieden. Das alles können wir mit einer Berührung in Gang setzen.

BERÜHRUNGEN

Es hilft sogar, sich selbst zu berühren! In Studien hat man im Gehirn gemessen: Der Stresslevel sinkt sofort, wenn man sich selbst an die Nase fasst, durch die Haare streicht. Was man im Stress vermehrt tut. Das hat keine Kalorien!

Tool Nr. 9: Aufschreiben

Nehmen Sie sich täglich 15 Minuten Zeit und schreiben Sie einen kleinen Text über eine Sache, die Ihnen am Herzen liegt. Sich dabei auf das wirklich Wesentliche zu konzentrieren stärkt Stressresistenz und Selbstbewusstsein. Kleine Krisen werfen einen nicht mehr aus der Bahn. Man greift nicht mehr zu tröstendem Süß-Stoff. Eine neue US-Studie zeigt: Wer täglich einen kleinen Text über das schreibt, was ihm wesentlich ist, der nimmt binnen vier Wochen 1,5 Kilo ab – und gewinnt an Selbstbewusstsein. Auch wichtig: Finden Sie einfach mal über nur zwei Tage hinweg heraus, wann und warum Sie essen. Welche Gefühle treiben Sie zum Schokoriegel – und notieren Sie alles.

Tool Nr. 10: Die Nasenatmung

Stress heißt: flach atmen. Und chronischer Sauerstoffmangel lässt uns auf halber Flamme leben – und noch gestresster sein. Im Yoga bedeutet der Atem pure Lebensenergie und nennt sich Prana. Das erste, was ein beginnender Yogi lernt, ist: bewusst und tief atmen **über die Nase.** Wer lernt, richtig zu atmen, kriegt auch wieder lockere Muskeln, chronische Verspannungen lösen sich. Und man ist viel, viel besser drauf. Tief atmen wirkt beruhigend auf das vegetative Nervensystem, die Hormone, den Stoffwechsel. Entspannt sich das Zwerchfell, weichen seelische Verkrustungen auf. Das macht den Menschen offener, spontaner und gelassener. Links einatmen, während der rechte Daumen das rechte Nasenloch verschließt. Dann den Atem anhalten und beide Nasenlöcher verschließen. Rechts ausatmen und mit dem rechten Ringfinger linkes Nasenloch verschließen. Rechts einatmen, anhalten, links ausatmen. Das ist eine Atemrunde. Der Mund bleibt geschlossen. Sie atmen doppelt so lange aus, wie Sie einatmen. Einatmen : Anhalten : Ausatmen = 4 Sekunden : 4 Sekunden : 8 Sekunden. Machen Sie das erst mal fünf Runden hintereinander.

Die Wechselatmung bringt nicht nur absolute Ruhe in den Körper, sondern auch Balance und lädt mit Energie auf.

Tool Nr. 11: Magische Hightech-Schachtel

Man hat da ein kleines Teil in der Tasche. Nicht größer als eine Streichholzschachtel. Und verliert binnen eines Monats ein Pfund pures Fett, tankt Energie und erhöht die Stressresistenz. Nur durch dieses Teil. Was ist das? Ein neuartiges Vibrationsgerät? Nein. Ein intravenöser Appetitzügler? Nein. Ein Quantenheilungszauberstein? Natürlich nein! Es ist schlicht und einfach: ein Schrittzähler! Wissenschaftler der Stanford-Universität haben festgestellt, dass man mit diesem Motivator täglich automatisch 2000 Schritte mehr macht. Sprich zwei Kilometer mehr läuft. 100 kcal mehr verbrennt. Pro Tag. Macht im Jahr 36 500

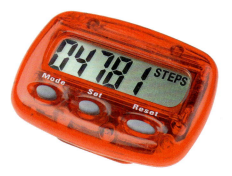

Schritte zählen mit dem Mini-Schrittzähler: 10 000 Schritte täglich reichen, um Übergewicht vorzubeugen, das Herz zu schützen ...

kcal. Mehr als 5 Kilo. Und das passiert ganz nebenbei – sogar beim Shoppen … Übrigens: auf einem guten seitenalternierenden Vibrationsgerät hat man seine zehn Kilometer, seine 10 000 Schritte in fünf Minuten zurückgelegt.

Tool Nr. 12: Gummibeeren

Ich liebe Beeren. Über alles. Und ich liebe auch Gummibeeren. Und die brauche ich ganz ehrlich ab und an, damit sie mich, ohne den Fettstoffwechsel auszubremsen, kurz mal entstressen, glücklich machen. Süß. Köstlich. Und gesund. Nur die Fettzellen rümpfen die Nase. Und meine Gummibeeren mach ich mir wie meine über alles geliebten Apfelringe selbst – im Dörrapparat. Das bringt Abwechslung. Meine Fruchtgummis: 650 Gramm Beeren – die, die es gerade gibt (auch aus der Tiefkühltruhe) – mit 2 EL Birnendicksaft in den Standmixer geben (oder mit dem Pürierstab zerkleinern). Kräftig durchmixen, bis eine sämige Masse entsteht. Das Dörrgitter mit Backpapier auslegen und die Masse daraufstreichen. Circa 10 Stunden bei 70 °C dörren. Die fest gewordene Masse vom Backpapier abziehen und zuerst in Streifen, dann in kleine süße Rauten schneiden. Die GLYX-Fruchtgummis luftdicht verpackt aufbewahren und bei Süßhunger naschen.

Weitere süße Sünden

Stressesser greifen in einer Belastungssituation in die Chipstüte, die Keksschachtel … Schöner wäre, ein Nickerchen zu machen, sich mit Yoga zu entspannen … Das geht nicht immer. Manchmal braucht man Süß-Stoff: Ein Vollkornkeks ohne Zucker oder 2 getrocknete Apfelringe oder 2 frische Aprikosen oder ½ Schale Erdbeeren … Die bremsen den Fettstoffwechsel nicht aus. Die darf man essen, ohne dass der Blutzucker Achterbahn fährt – und Sie Heißhunger kriegen. Denn drin stecken nur fünf Carbs (5 Gramm Kohlenhydrate). Und diese locken kaum Insulin. Machen uns aber fröhlich und entstressen. Deswegen ist auch das Löffelchen Zucker im Kaffee kein Problem. Freilich sollte man tunlichst nicht mehrere 5-Carbs-erlaubt-Genüsse auf einmal naschen. Eine 5-Carbs-erlaubt-Liste finden Sie im Guide am Ende des Buches.

KÖRPERSIGNALE

Fragen Sie sich immer mal wieder: Was würde der Körper tun? Würde er jetzt lieber schlafen statt den Riegel essen? Würde er lieber »davonlaufen«, statt die Schokolade zu verdrücken?

Tool Nr. 13: Die magische List-Liste

Manchmal muss man im Leben eine List anwenden. Hier eine ganze Liste mit einem Dutzend listigen Helfern.

1. Essen Sie immer erst eine kleine Portion Eiweiß, der Protein-Hebel-Effekt bremst den Hunger (siehe Tool Nr. 19, Seite 76).

2. Haben Sie stets einen Protein-Snack parat. Buttermilch, ein Ei, ein Stück Putenbrust oder Käse, ein Joghurt, Hüttenkäse – oder den Maxxl (siehe Seite 74) mit GLYX im Bauch.

3. Wenden Sie die 1:2:3-Formel an (Kohlenhydratbeilage:Eiweißlieferant:Gemüse), dann dürfen Sie »all-you-can-eat« essen.

4. Ein Stück Schokolade geht nicht? Dann sollten Sie nicht mehr davon zu Hause haben. Lassen Sie die Schokolade vom Nachbarn rationieren.

5. Essen Sie nix, in das Sie nicht ein bisschen Zeit gesteckt haben.

6. Zählen Sie keine Kalorien. Das macht nachweislich dick. Kalorie ist sowieso nicht Kalorie. Achten Sie lieber auf genug Eiweiß, essenzielle Fettsäuren und Gemüse. Siehe GLYX-mobil-Guide.

7. Realistische Ziele setzen. Keine Süßigkeiten mehr ist »Nonsens«, essen Sie weniger, bewusster ... Real, gesund und stressfrei sind auch 1 bis 2 Kilo weniger pro Woche.

8. Alternativen suchen. Was man gern mag, kann man nicht einfach aus dem Leben streichen. Aber man kann gesündere Alternativen suchen. Apfelschorle 1:3 (1 Teil Saft, 3 Teile Wasser) gemixt statt Cola. Oder Bitter- statt Vollmilchschokolade. Darauf hat man sich in einer Woche umgestellt!

9. Langfristig denken. Täglich einen Softdrink weniger trinken, das macht 10 Kilo weniger Fett im Jahr.

10. Teilen. Nicht nur mit der Kollegin, sondern auf dem Teller. Den Muffin, das Tomatenbrot ... in mehrere Teile schneiden, dann isst man weniger.

11. Halten Sie sich an die 70/30 Regel: Wer sich zu 70 Prozent von dem ernährt, was die Natur auftischt, dem schaden auch die 30 Prozent Genussmittel aus der Fabrik nicht.

12. Lassen Sie sich vom Heißhunger nicht überlisten. Er ist nur dann echt, wenn er nach Ablenkung (Internetsurfen, Trampolin, Telefonat, Rätseln ...) nicht binnen fünf Minuten verschwindet.

Tool Nr. 14: Detox nebenbei

Wer abnimmt, setzt den Körper unter toxischen Stress. Denn Fett speichert alle Umweltgifte, die wir tagein, tagaus aufnehmen. Und: Fett besteht aus Fettsäuren. Die machen den Körper sauer – und belasten ebenfalls unsere Ausscheidungsorgane. Darum funktioniert eine Diät nur, wenn man gleichzeitig entgiftet. Das Plateau (nichts geht mehr runter) zeigt: Die Entgiftungsorgane sind überlastet. Der Körper schützt sich, lässt keinen weiteren Giftmüll, keine Fettsäuren in den Stoffwechsel. Was hilft?

> **Darm putzen.** Reinigen mit Glaubersalz. Viel bewegen, gesund essen und mit Bakterien aus Naturjoghurt oder Apotheke den Darm aufbauen.
> **Niere unterstützen.** Geht einfach: Jede Stunde ein Glas Wasser trinken, gerne mit Ingweressig (siehe Seite 72) – oder mit ein paar Brennnesselblättern als Tee.
> **Bitterstoffe für die Leber:** Wem Bitterstoffe fehlen, der nimmt nicht ab. Kaufen Sie Bio-Gemüse und Bio-Obst. Alte Sorten enthalten noch Bitterstoffe. Trinken Sie Grüntee – er erzieht uns binnen drei Wochen, sodass Bitteres schmeckt! Natürlich bitter essen: Grapefruit, Artischocken, Kohlrabi, Endivien, Brokkoli, Rosenkohl, Radicchio und Chicorée. Wem das zu stressig ist, macht eine Kur mit Bittertrunk aus dem Fläschchen.

Noch mehr kleine Entgiftungs-Tipps

Immer mal wieder einen Entlastungstag einlegen: Selbst gemachte Gemüsesuppe (siehe Seite 115) ist das ideale Detoxfood, denn sie liefert viel Kalium und Flüssigkeit. Viele Rezepte, speziell auch zum Entgiften, finden Sie in meinem Buch »33 magische Suppen« (siehe Seite 122).
Leberwickel: Ein- bis zweimal die Woche eine Wärmflasche in ein feuchtes Handtuch einschlagen, 20 Minuten auf die Leber legen. Gut durchblutet entgiftet die Leber besser
Detox-Bad: Einmal in der Woche etwa 15 Minuten mit Salz aus dem Toten Meer entspannen.

ZWEI SUPPENTAGE ...

... empfehle ich allen. Es tut dem Körper einfach gut, zwei Tage lang den Stoffwechsel zu entlasten und mit Gemüsesuppe zu entgiften. Schleichen Sie sich erst einmal aus der Zucker-Stress-Falle – kein Zucker, kein Weißmehl. Die ersten zwei Tage sollten Sie nichts anderes zu sich nehmen als Wasser, Tees und warme Suppe. Dann geht's weiter mit den Rezepten aus dem Baukastensystem!

GU-ERFOLGSTIPP

WAS FRÜHSTÜCKSMUFFEL TUN

Wer morgens nichts runterbringt, sollte sich dazu auch nicht zwingen. Aber möglichst nicht warten, bis Sie hungrig vor der Bäckerei stehen. Lieber einen Früchte-Drink in der Thermoskanne oder was zum Löffeln (Seite 102) mitnehmen und später genießen.

Tool Nr. 15: Das Anti-Stress-Frühstück

Schlecht ist, wenn man schon morgens das Gehirn in die Zuckerfalle schickt. Nussnugatbrot und Marmeladentoast schalten schon morgens auf Kohlenhydrat-Verbrenn-Modus. Spätestens nach zwei Stunden leidet die Konzentration. Besser: Eiweiß tanken. Rühreier mit Speck zum Frühstück halten schlank, obwohl fettig – so neueste Studien. Gut für Nerven und Figur: Der Körper bleibt im Fett-Verbrennungs-Modus. Auch gut: Eiweiß in Form von Fisch oder Milchprodukten. Wer die nicht verträgt, wird im Reformhaus fündig – von Mandel- bis Sojamilch. Dazu: Wenig Kohlenhydrate in Form von zuckerarmen Früchten wie Äpfel, Orangen, Grapefruits, Beeren – für Zufriedenheit, für Serotonin. Das absolute Anti-Stress-Elixier ist mein Zellschutzcocktail. Angereichert mit B-Vitaminen und Omega-3-Fettsäuren für die Nerven. Dieser Drink ist so gut wie No Carb, weil er wenig Kohlenhydrate enthält und mit seinen Inhaltsstoffen den Fettstoffwechsel anregt.

Zellschutz-Cocktail-Express

125 g frische Beeren verlesen oder aufgetaute TK-Beeren abwiegen und in den Mixeraufsatz geben. Den Saft von ½ Zitrone und 1 kleinen Grapefruit auspressen und über die Beeren gießen. Deckel drauf und alles in Sekundenschnelle fein zerkleinern.
Dann 150 g Joghurt (alternativ auch mal Buttermilch, Sojamilch oder Kefir), 1 TL Leinöl, 2 TL Hefeflocken, 1 EL Sanddornmark und 1 Prise Zimtpulver (wer will: 2 EL geschmacksneutrales Eiweißpulver, siehe Seite 76) dazugeben und alles kurz und kräftig durchmixen. In ein großes Glas füllen, mit Minze garnieren.

Das Geheimnis dahinter

> Die Grapefruit greift regulierend in den Blutzuckerhaushalt ein – der Körper produziert weniger Insulin. Das vermeidet Heißhunger und fördert den Fettabbau.

> Zitrusfrüchte und Sanddornmark versorgen mit der halben Tagesration an Vitamin C: für Fettverbrennung, gute Laune, Infektabwehr. Beeren liefern ihre Flavonoide dazu, die die Wirkung des Vitamin C um das 30-Fache steigern. Plus Carotinoide und Polyphenole, die jede Zelle schützen. Auch vor oxidativem Stress.
> Das Leinöl liefert Omega-3-Fettsäuren, die jede Zelle geschmeidig halten, gesund und gute Laune machen (siehe Seite 80).
> Die B-Vitamine aus den Hefeflocken wappnen gegen Stress, versorgen das Gehirn mit Treibstoff, beugen Depressionen vor.
> Joghurt liefert wertvollstes Eiweiß fürs Immunsystem und Milchsäurebakterien für den Darm. Joghurt hält schlank, gesund, macht satt! Zimt wirkt günstig auf den Insulinspiegel, beugt so Übergewicht und Diabetes vor.

Schnell gemachtes Morgenglück ...

... alle Beispiele lassen den Tag mit Tryptophan oder Omega-3-Fettsäuren oder B-Vitaminen stressfrei beginnen:

> **Beeren mit Schokojoghurt:** 150 g frische Beeren (oder aufgetaute TK-Beeren) in eine Schale geben und mit 1 EL Limettensaft beträufeln. 300 g Joghurt mit 2 TL Akazienhonig verrühren und auf den Himbeeren verteilen. 1 Riegel Bitterschokolade hacken und darüberstreuen.
> **Eier im Glas:** 2 Bio-Eier in 4 bis 5 Minuten wachsweich kochen. Dann abschrecken, pellen und in ein Glas geben. Die Eier pfeffern, salzen und mit 1 EL Schnittlauchröllchen bestreuen. Dazu: ½ Scheibe Roggenschrotbrot und 1 geviertelte Tomate.
> **Obstsalat mit Honig-Quark:** 250 g Obst der Saison waschen, in Stücke schneiden und in einer Schüssel vermengen. 200 g Quark mit 1 TL Akazienhonig und 1 EL Zitronensaft verrühren und über dem Obstsalat verteilen.
> **Frühlingszwiebel-Omelett mit Räucherlachs:** 3 gewürfelte Frühlingszwiebeln in 2 TL Öl glasig dünsten. 50 g Räucherlachsstreifen

BEEREN UND SCHOKOLADE

Anthocyane in Blaubeeren hemmen Enzyme, die für den Abbau wichtiger Botenstoffe wie Dopamin und Serotonin verantwortlich sind. Machen das Gehirn fit, hellen die Stimmung auf, schon morgens im Zellschutzcocktail. Bitterschokolade enthält stimmungsaufhellende Amine wie Coffein, Theobromin, Tyramin sowie Phenylethylamin (luststeigernd) – und die machen einfach glücklich. Eine Rippe Bitterschokolade mit mindestens 70 % Kakaoanteil muss manchmal einfach sein.

hinzufügen. 2 Eier mit Salz und Pfeffer verquirlen, über den Lachs gießen und stocken lassen. Mit einem Pfannenwender zu einem Omelett formen.

Tool Nr. 16: Ingweressig

INGWER

Er enthält den Scharfstoff Gingerol – und der macht fröhlich. Entweder zwei Scheiben vor dem Essen kauen oder Ingweressig pur trinken, das regt zugleich den Fettstoffwechsel an.

Das weiß jeder: Mit Apfelessig kann man abnehmen – und mit Ingwer erst recht. Studien zeigen: Essig reguliert den Insulinspiegel runter, beugt Insulinresistenz und Diabetes vor. Ingweressig erfrischt fruchtig-scharf. Man kann ihn pur als Aperitif genießen oder mit Wasser im Verhältnis 1:4 mischen. Lecker – und ganz einfach mit selbst gemachtem Ingweressig. Die Säure mindert vor allem die Lust auf Süßes, und Ingwer regt den Fettstoffwechsel an. So geht's: 1 Liter Apfelessig oder einen anderen milden Essig leicht erhitzen (nicht kochen). 1 Stück frischen Ingwer (ca. 5 cm) schälen, in feine Streifen schneiden und in eine Flasche geben. Mit dem warmen Essig auffüllen und zehn Tage ziehen lassen.

Tool Nr. 17: Gesund snacken!

Deutschland ist ein Land der Snacker – das fand Nestlé in der »So is(s)t-Deutschland-Studie« heraus. Jeder Vierte snackt aus Frust oder, um Stress abzubauen. Junge Leute machen sogar aus der Hauptmahlzeit einen Snack. Und »Heavy Snacker«, die mehrmals täglich snacken, sucht spätabends die Heißhungerattacke heim. Ernährungs-Experten raten also – nix snacken: Nur dreimal am Tag etwas essen. Dazwischen fünf Stunden Pause. Ehrlich: Wer hält das aus? Viele brauchen einfach einen kleinen Snack. Wenn man den nicht kriegt, dann wird's doch die Turbozuckerschnecke.

Die Lösung lautet: Den Feind zum Freund machen. Den Snack zum Fatburner. Clevere Snacks vertreiben den Heißhunger und futtern Speck von den Hüften, weil sie die Thermogenese anregen: Kalorien verpuffen als Wärme über die Haut. Das Geheimnis dahinter: viel Eiweiß, wenig Kohlenhydrate.

> Eiweiß macht satt. Unser Körper signalisiert nämlich so lange Hunger, bis seine Eiweißspeicher gefüllt sind.

> GLYX-niedrige Snacks vertreiben Heißhunger, z. B. Bitterschokolade. Sie lockt wenig Fettspeicherhormon Insulin.

Fit mit der GLYX-mobil Snack-Liste

Die Liste kopieren und an den Kühlschrank pinnen.

Gesunde Snacks

Die herzhaften Snacks – machen schlank & satt mit Eiweiß
- 1 hart gekochtes Ei mit 1 Tomate oder ¼ Salatgurke
- 1 Becher Hüttenkäse mit frischen Kräutern, Salz und Pfeffer
- 1 Handvoll Knabber-Soja (viel Eiweiß, Ballaststoffe, wenig Kohlenhydrate)
- 1 Stück Mozzarella
- 1 Scheibe Putenbrust-Aufschnitt
- 6 Walnusshälften oder 1 Snackpäckchen Mandeln
- 1 Handvoll »Edamame« (unreife Sojabohnen, knackig und kerngesund)
- 1 Tüte Topinambur-Chips
- ½ Becher Quark mit Tomatenwürfeln, Salz, Pfeffer, 1 TL Leinöl
- 1 Scheibe Räucherlachs mit Meerrettich auf 1 kleinen Scheibe Pumpernickel
- 2 Scheiben Lachsschinken um je einen Gemüsestick gerollt
- 1 kleine Avocado mit Salz, Pfeffer und Zitrone
- 1 kleines Stück Bergkäse (30 g) mit 4 Radieschen
- 1 großes Stück Harzer Käse mit 1 kleinen sauren Birne

Die süßen Snacks – vertreiben Unterzucker-Heißhunger
- 1 EL GLYX-Müsli mit Joghurt und 1 TL Akazienhonig
- 1 Becher Quark mit 1 TL Akazienhonig und 1 Apfel in Schnitzen
- 1 rote Paprikaschote (schmeckt süß!)
- 5 trockene Pflaumen oder Aprikosen
- 1 Rippe Bitterschokolade
- 1 Handvoll Kürbiskerne im Bitterschokokleid (GLYX-Kerne)
- 2 EL Früchte-Müsli und Joghurt
- 200 ml Milchschaum mit 1 TL echtem Kakaopulver
- 1 Apfel in Schnitzen
- 100 g Apfelmus mit 100 g Quark verrühren
- 200 g Buttermilch mit 1 Handvoll Beeren und 20 g Eiweißpulver mixen

> **TIPP**
> Wer Kuhmilch nicht verträgt, probiert Produkte aus Ziegenmilch, Schafsmilch, Hafermilch (bei Glutenintoleranz meiden), Mandelmilch, Sojamilch, Reismilch.

Immer wenn ein Hungergefühl kommt, suchen Sie sich etwas aus der Snack-Liste aus.

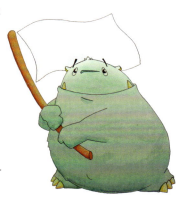

RENT A COOK

Sie haben keine Zeit zum Kochen? Dann engagieren Sie eine Nachbarin, die sich über einen kleinen Zuverdienst oder ein Tauschgeschäft (gieße Blumen im Urlaub, hüte Hund, kauf mal mit ein etc.) riesig freut. Oder bilden Sie eine Kochgemeinschaft. Nachbarin, Arbeitskollegen im Wechsel, mit Freunden zusammen auf Vorrat kochen und untereinander aufteilen: Einer macht Suppe, ein anderer bäckt die herzhaften Muffins, ein anderer macht Pesto, einer kocht einen riesengroßen Eintopf. Einfrieren, warm machen, Maxxl füttern.

Tool Nr. 18: Der Maxxl, die mobilste Küche

Früher guckte der kohleschwarze Kopf des Bergarbeiters ins Blechnäpfchen – was hat mir meine Uschi da heute wohl eingebrockt? Heute schielt die Kollegin neidisch auf das bunte It-Bag – was hat Verena da wohl Herrliches eingetopft. Vom Henkelmann gibt's die 2.0-Version. Und die mobile Ess-Idee erlebt gerade ihr Comeback. In den 50er-Jahren löffelten die Kumpel ihren Erbseneintopf aus dem Deckel des Henkelmanns, denn es gab weder Kantine, Frittenschmiede noch Burger-Drive-In. Drum packte die Hausfrau das Mittagessen für ihren Mann in einen mehrstufigen Behälter aus Blech oder Emaille, die Suppe musste noch im Wasserbad erwärmt werden. Und heute löffelt man einfach so, ohne viel Kocheinsatz im Büro, auf der Reise, auf der Parkbank sein mobiles GLYX-Menü aus dem Vakuumisolier-Behälter. Kurz Maxxl. So ein Maxxl macht flexibel und entstresst. Im Bauch von Maxxl haben Pasta, Suppen, Eintöpfe oder Salate Platz, in den beiden kleineren Kammern kommen Dressing und eine Nachspeise unter. Er hängt am Tragegurt – und hat auch noch ein Besteck dabei (Bezugsquelle siehe Seite 126).

GU-ERFOLGSTIPP

MAXXL & CO. SPAREN KOCHZEIT

Zutaten wie Gemüse, Bulgur, Reis, Ebly-Weizen, die eher quellen als kochen, garen im Maxxl nach. Allerdings nur, wenn genügend Flüssigkeit vorhanden ist. Faustregel: 10-Minuten-Naturreis, Bulgur, »Dinkel wie Reis« 5 Minuten vorkochen, in den Behälter füllen und in 5 bis 10 Minuten nachgaren lassen. Nudeln nicht ganz gar kochen: Penne z. B. 7 Minuten statt 10 Minuten garen, dann ab in den Maxxl.

Jeder sollte sich einen halten ...

12 Gründe, die dafür sprechen:
1. Man weiß, was drin ist. Keine Dickmacher, keine Chemie ...
2. Schenkt Mittagszeit: kein Warten in der Kantinenschlange, kein Anstehen am Imbiss.
3. Hokuspokus »Tischlein deck dich«. Man kann essen, wo man möchte: am Schreibtisch, im Park, im Auto, im Zug ...
4. Macht im Job flexibler: Die Chefin will was, er hält das Essen weiterhin warm.
5. Fördert die Körperwahrnehmung: Man isst nicht nach Kantinenöffnungszeit, Mittags-Happy-Hour, sondern nach Hunger.
6. Familientauglich: Morgens bekommt jedes Familienmitglied seinen Maxxl befüllt.
7. Das Leben genießen: In seinem Bauch steckt, was mir schmeckt.
8. Hält schlank & gesund: Mit leckerem GLYX-Essen drin, nicht dreimal aufgewärmt.
9. Schont den Geldbeutel. 9,90 Euro für eine Erbsensuppe im Bordrestaurant – nun nicht mehr.
10. Macht mobil: Steigt mit in den Firmenwagen, geht mit auf die Nachtschicht.
11. Macht satt – und restlos glücklich: Man kann seine Portionsgröße selbst bestimmen.
12. Und er sieht halt supergut aus. Avanciert zum It-Bag im Büro.

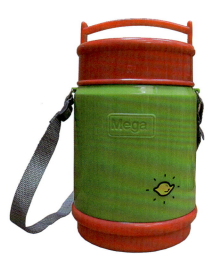

Gerichte mit viel Flüssigkeit – Suppen, Eintöpfe – 5 Minuten kürzer garen als im Rezept angeben, wenn sie in den Maxxl wandern.

Tool Nr. 19: Die Eiweißformel

INFO

Heute weiß man: Ohne genug Eiweiß funktioniert keine Diät. Und unter Stress braucht man noch viel mehr davon!

Stress futtert Ihnen Eiweiß weg – und ohne Eiweiß funktioniert keine Diät. Das heißt: Stress raubt einem gleich einfach so das Schlankmittel, das im Essen steckt. Warum macht Eiweiß schlank? Die neuesten Studien zeigen: Erhöht man seine tägliche Eiweißmenge, verbessert man sowohl den Fett- als auch den Zuckerstoffwechsel. Also macht Eiweiß schlank. Die Gründe:

> Eiweiß macht Muskeln. Fehlt Eiweiß, baut der Körper seine eigenen Muskeln ab. Der Ort, an dem Fett verbrennt.

> Eiweiß macht satt. Liefert das Essen zu wenig Eiweiß, signalisiert der Körper so lange Hunger, bis seine Eiweißspeicher wieder gefüllt sind. Man isst mehr. Das nennt man Protein-Hebel-Effekt. Den Effekt geschickt nutzen: mit Geflügel, Fisch, Ei, Quark, Tofu beginnen.

> Eiweiß lockt Schlankhormone, z. B. das Wachstumshormon, das über Nacht das Fett aus den Zellen holt. Oder das Hormon des positiven Stresses, Noradrenalin, das Energiereserven aus Fettzellen mobilisiert. Verzichten Sie abends nicht auf Eiweiß!

Wie viel Eiweiß braucht der Mensch?

Wer viel Stress hat, braucht 1,5 besser 2 Gramm Eiweiß pro Kilo Körpergewicht. Das schafft ein 80-Kilomensch relativ einfach. Indem er zu jeder Mahlzeit eine Portion Eiweiß isst: Quark, Fisch, Geflügel, Hülsenfrüchte, Tofu, Eier oder Käse. Siehe Tabelle im GLYX-mobil-Guide. Ein 150-Kilo-Mensch hat damit aber einige Probleme. Vom Fisch hätte er bald die Nase voll, Hüttenkäse würde ihm schnell aus den Ohren rausquellen. Er müsste ein Kilogramm Heilbutt oder Lachs essen, um auf 200 Gramm Eiweiß zu kommen, oder 1,5 Kilogramm Hüttenkäse.

Braucht man denn ein Eiweißpulver? Brauchen, nein. Aber ab einem Gewicht von 100 Kilo kann ein Pulver äußerst hilfreich sein. Da kommt man nämlich an seinen täglichen Eiweißbedarf kaum heran. Und erst recht bei 150 Kilo. Allerdings braucht man ein gutes Konzentrat mit allen lebenswichtigen Eiweißbausteinen, eines ohne Kohlenhydrate, ohne Farb- und Aromastoffe und möglichst nicht aus Soja (Bezugsquelle siehe Seite 126).

Tool Nr. 20: Mit dem Ober auf Du ...

Mobile Eater, wie sie neudeutsch heißen, trifft man natürlich häufig im Restaurant – privat und zum Geschäftsessen, Lunch oder After Work. Stressige Geschäftstermine mit Braten, Fritten und Verdauungsschnaps schlagen sich natürlich auf der Hüfte nieder.

In guten Restaurants wird leicht gekocht – da kommt automatisch die Kartoffel in kleiner Portion, das Gemüse bissfest und frisch, die Sauce mit Olivenöl und Kräutern, das Fleisch in Bio-Qualität auf den Teller. Dort steht man nach dem dritten Gang fröhlich auf, mit Energie und geschlossenem Hosenknopf. Dort freut sich der Kellner, wenn Sie sagen: Ich möchte nach der 1:2:3-Formel essen. Ein Teil Kohlenhydrate (Beilage, Dessert), zwei Teile Eiweißlieferanten (Geflügel, Fisch, Eier, Tofu), drei Teile Füll- und Vitalstoffe (Gemüse, Salat). Der versteht das.

Wählen Sie: Salat, Antipasti oder Gemüsesuppe vorweg, dann ein großes Stück Eiweiß vom Grill: Fisch, Fleisch, Geflügel. Käse, Eier oder Carpaccio. Dazu eine kleine Beilage: zwei Kartöffelchen, ein Stück Brot, eine Handvoll Nudeln. Als Nachspeise: Obst. Auch in Form eines Desserts, in Kombination mit einem Milchprodukt (dann nur klein!).

GEFLÜGEL

Das darin enthaltene Vitamin B6 macht stressresistenter und kräftigt die Nerven. Wer häufig erschöpft ist, kann unter einem Mangel an Vitamin B6 leiden. Leckere Geflügelrezepte: Putenpäckchen mit Apfel-Lauch-Gemüse (siehe Seite 108) und Wrap mit scharfem Asia-Hähnchen (siehe Seite 111).

Die Schlank-und-fit-Formel: 1 Teil Kohlenhydrate, 2 Teile Eiweiß, 3 Teile Gemüse.

Nicht dürfen

Ein wichtiger Tipp: Sagen Sie niemals, was Sie alles nicht »wollen«, sondern einfach, was Sie nicht »dürfen«. Zucker, Weißmehl, Glutamat, Fertigsaucen, Schweinefleisch ... Nicht dürfen! Sagen Sie das auch beim Bäcker, im Schnellrestaurant ... Keiner will Sie mit anaphylaktischem Schock (allergischem Kreislaufkollaps) auf dem Boden liegen haben. Eine Diät ist dagegen allen egal. Mehr Tipps für unterwegs finden Sie am Ende des Buches im GLYX-mobil-Guide.

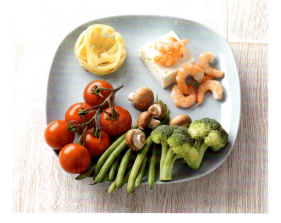

Tool Nr 21: Die GLYX-Ampel

Die GLYX-Diät ist eine Lebensweise, die gesund, glücklich und zufrieden macht. Darum gehört die GLYX-Diät mittlerweile auch zu den großen Diäten in Deutschland. Wir wissen heute, dass die Fettverbrennung stoppt, wenn wir zu viel von den falschen Kohlenhydraten essen. Weil Kohlenhydrate Insulin locken. Solange Insulin im Blut schwimmt, stoppt die Lipolyse – die Fettverbrennung. Das Gleiche macht auch Stress. Er schickt den Zucker aus den Körperdepots ins Blut, der wiederum lockt das Blutzuckerhormon Insulin ...

GLYX ist die moderne Kalorie

Der glykämische Index (GLYX) besagt, wie viel Insulin ein Lebensmittel lockt. Das haben Forscher im Blut von Testpersonen gemessen und Lebensmittel und Getränke von Apfel bis Zitronensaft mit einer Zahl von 1 bis 110 belegt. Bis zu 55 lockt das Lebensmittel wenig Insulin, hält schlank. Und über 70 lockt es viel. Macht Heißhunger und dick, vor allem in Kombination mit Fett. Wie im Riegel, in der Torte, in Pommes, in der Pizza, im Butterbrot, in der Schweinshaxe mit Bier ... Die wichtigste Regel lautet: Iss die GLYX-hohen Lebensmittel nicht mit viel tierischem Fett kombiniert. Denn GLYX-hoch lockt Insulin und das sperrt das Fett auf der Hüfte ein.

Gute Wahl: Putenbrust mit Salzkartoffeln, Pasta mit Gemüse, Naturreis mit Garnelen, Mozzarella mit Tomaten, Salat mit Thunfisch, Roggensauerteigbrot mit Tomaten, Quark mit Früchten – alles Moodfood.

Schlechte Wahl: Schweinebraten mit Knödel, Spätzle mit Käse, Torte (süßer Teig, fette Füllung), Butterbrot mit Marmelade, Pizza oder Pommes, Weißbrot mit Sahnekäse, Hamburger, Sahnemilchshakes mit Zucker, Schokolade, Chips, Tiramisu, Hotdog – kann man sich alles gedanklich gleich auf die Hüfte kleben.

Noch ein paar wichtige GLYX-Regeln

Häufig hält einen die Berg- und Talfahrt des Blutzuckers den ganzen Tag am Essen. Macht einen zum heißhungrigen Stress-Esser.

GLYX-HOCH

Bier 80 bis 110
Traubenzucker 100
Weißbrot 95
Popcorn, süß 90
Cornflakes 80
Ofenkartoffel 80
Schnellkochreis 75
Waffelmischung 75
Wassermelone 75
Fruchtnektar 70
Zucker 70
Pasta, weich 60
Pellkartoffel 60
Banane 60
Mais, Kürbis 60
Konfitüre 55
Milchschokolade 55

GLYX-Tools – Werkzeuge für ein langes Leben 79

Das kann man vermeiden. Denn GLYXen heißt:
- Es gibt keine Verbote. Von GLYX-hohen Lebensmitteln (süße Früchte, Kartoffeln, Teigwaren, Weißbrot, Süßes, Softdrinks, Zucker, Honig ...) wählt man einfach eine winzige Menge.
- Die Beilage (Reis, Nudeln, Brot, Kartoffeln) auf dem Teller einfach mal bis zum Schluss aufheben, damit man weiß, wie viel man davon wirklich braucht.
- Beilagenportionen klein halten. Die All-you-can-eat-Regel heißt: 1:2:3. Also: ein Teil Kohlenhydratbeilage : zwei Teilen Eiweißlieferant (Fisch, Geflügel, Ei, Tofu, Käse, Quark) : drei Teilen Gemüse.
- Abends oder morgens ab und zu die Kohlenhydrate weglassen (Beilage, Müsli, Brot, süße Früchte, Desserts). Und nur das Eiweiß mit Gemüse genießen. Das erhöht die »Fastenzeit«, in der wir Fett verbrennen.
- Die Natur kennt kaum einen hohen GLYX, die Industrie schon. Je weniger ein Lebensmittel verarbeitet ist, desto besser, desto niedriger der GLYX. Zu Vollkorn greifen! Allerdings verträgt das nicht jeder! Roggensauerteigbrot ist wunderbar verträglich! Und da sind auch nicht die vielen chemischen Backhilfsmittel drin.
- Je süßer etwas schmeckt, desto höher ist der GLYX. Desto weniger sollte man das mit Fett kombinieren.
- Wenn Sie Lust auf ein Lebensmittel mit hohem GLYX haben, dann gönnen Sie sich eine ganz kleine Portion. Und essen Sie ein Lebensmittel mit niedrigem GLYX dazu – als große Portion. Beispiel: ein Rippchen Schokolade mit einem Apfel, eine große Schüssel Salat mit einem Scheibchen Baguette.
- Stressfreien Einkauf garantiert der kleine Supermarktnavigator, der **GLYX-Kompass**. Ein kinderleichtes Ampelsystem kategorisiert über 900 Lebensmittel nach dem GLYX. Aber es fließen auch andere Faktoren wie gesunde Fettsäuren, Eiweißgehalt und Ballaststoffe mit in die Bewertung ein. Der GLYX-Kompass ist ein praktisches Tool für Unterwegsmenschen.

Eine kleine GLYX-Tabelle finden Sie im GLYX-mobil-Guide am Ende dieses Buches.

GLYX-NIEDRIG

Roggenschrotbrot 55
Haferflocken 55
Naturreis 55
Müsli ohne Zucker 55
Pasta, al dente 45
Apfel 40
Agavensirup 32
Tomatensaft 30
Akazienhonig 30
Trockenfrüchte 30
Marmelade ohne Zucker 30
Nüsse 25
Grapefruit 25
Bitterschokolade 20
trockener Wein ‹ 15
die meisten Gemüse ‹ 15

Tool Nr. 22: Grüne Karte für Fett

Hören Sie auf, Fett zu sparen. Fette aus Pflanzen, Nüssen, Fisch sind pure Nervennahrung und wirken inflammatorisch, sie reduzieren die durch Stress ausgelösten Entzündungen im Körper. Die wiederum dick machen. Sie senken den Insulinspiegel. Sie locken gute Eicos, Gewebshormone, die den ganzen Menschen auf gesund trimmen, normalisieren das Appetithormon Leptin und stimulieren Hormone und Enzyme, die den Fettstoffwechsel anregen. Und: Sie erhöhen die Thermogenese, sorgen dafür, dass Kalorien als Wärme über die Haut verpuffen.

FETT MACHT SCHLANK
Man muss es nur clever genießen – ohne GLYX-hoch-Beilage und so natürlich wie möglich.

Grüne Karte für Olivenöl & Co.

> Olivenöl (Natives extra), Rapsöl, Nussöle kann man genießen, so viel man will. Ein Muss für die Gesundheit: täglich ein Teelöffel Leinöl. Olivenöl (Natives extra) oder Rapsöl nimmt man zum Braten. Da beide Öle reichlich einfach ungesättigte Fettsäuren liefern, kann man sie gut erhitzen. Nur: Rauchen sollte es nicht. Gut zur Abwechslung: Erdnussöl, Sesamöl, Walnussöl. Butter darf ruhig auch mal in die Pfanne – in kleinen Mengen. Aber nicht zu stark erhitzen. **Sparsam sein mit:** Distelöl, Weizenkeimöl, Maiskeimöl, Sojaöl, Sonnenblumenöl. Ihre Omega-6-Fettsäuren verdrängen die guten Omega-3-Fettsäuren.

> Aufs Brot kommt ganz dünn: Butter. Oder wenn überhaupt, dann nur eine gute Reformhaus-Margarine. Quark passt gut unter Marmelade. Und unter den Fisch, den Schinken, die Tomate träufelt man Olivenöl. Auch fein: Avocado als Brotaufstrich oder ein Nussmus aus dem Reformhaus.

Echtes Moodfood: Fisch & Nüsse

> Lachs, Thunfisch, Dornhai, Makrele und Hering liefern neben den Fatburnern Eiweiß und Jod auch den Glücksbringer DHA (Docosahexaensäure) und das aspirinähnliche EPA (Eicosapentaensäure). Diese Omega-3-Fettsäuren machen glücklich, schlank und bieten Schutz für empfindliche Nervenzellen. Am besten zwei- bis dreimal pro Woche fetten Seefisch essen (wenn man keinen Fisch isst, Fischölkapseln einnehmen).

> Nüsse liefern gesunde Fettsäuren, B-Vitamine und Magnesium für die Nerven. Etwa 30 Gramm pro Tag gehören auf den gesunden Schlankplan. Auch gut für Nerven und Herz: Sesamsamen, Sonnenblumenkerne, Leinsamen und Kürbiskerne. Gesalzene, geröstete Nüsse lieber links liegen lassen.

Welches Fleisch hält schlank?

In Fleisch steckt viel Eiweiß, aber oft auch viel Fett, vor allem in Wurst – das Entzündungen im Körper aufflammen lässt.
1. Regel: Weißes Fleisch (Geflügel, Kalb, Wild) dem roten vorziehen (Schwein, Rind).
2. Regel: Mager wählen – Lachsschinken, Bündner Fleisch, Geflügelwurst, Corned Beef, Roastbeef, Rinderfilet, Kalbsfilet, Kalbsschnitzel, Lammkeule oder Lammrücken, Putenbrust, Hähnchenbrust, Wild wie Hase und Rehrücken.

Milch & Käse – muss es immer mager sein?

Von fettarmen Käsesorten – bis zu 40 Prozent Fett i. Tr. kann man eine größere Portion essen, vom 60-Prozenter eine kleine Portion genießen. Von »light« lässt der Körper sich nicht foppen. Von Magermilch schickt der Körper das wenige Fett, das drinsteckt, eher auf die Hüfte. Darum Milch und Milchprodukte lieber mit natürlichem Fettgehalt (3,5 Prozent) und so wenig behandelt wie möglich genießen.

Grüne Karte für tierisches Bio-Fett

Tierisches Fett ist doch nicht so ungesund wie bisher geglaubt. Es enthält nämlich die konjugierte Verwandte der Linolsäure, CLA genannt. CLA bremst das Stresshormon Cortisol, das so gerne an den Muskeln knabbert. CLA-Fette stecken in Butter, Milch, Milchprodukten, Lamm, Rind, Kalb. Allerdings nur, wenn das Tier nicht mit Getreide gemästet wurde – sondern viel Gras gefressen hat. »Bio« eben.

GU-ERFOLGSTIPP
ROTE KARTE FÜR TRANSFETTE

Gesättigte und gehärtete Fette in Fertigprodukten, Butter- und Schweineschmalz, Rindertalg und Palmöl, billiger Margarine sind purer Stress für den Körper. Sie enthalten Trans-Fettsäuren. Und die schädigen die Blutgefäße, die Nerven, die Zellen und lassen sich unschön auf den Hüften nieder. Transfette stecken in billiger Margarine, in Fertigprodukten und Frittieröl.

Tool Nr. 23: Warum jeder (Gestresste) sich ein Mini-Trampolin halten sollte ...

Warum das Trampolin das ultimative Anti-Stress-Tool ist? Kurz: Es ist effektiv, zeitsparend, macht fröhlich und klug, entsäuert, entstresst, entgiftet, entfettet ... dann, wenn es sich um ein hochwertiges, optimal gefedertes Modell handelt. Und besonders dann, wenn Sie es mit Schwung benutzen. Mit 137 bpm (Beats per Minute), Abba und Granulat-Hanteln.

Mit dem Mini-Trampolin bringen auch Menschen mit wenig Zeit Bewegung in ihr Leben. Ein 20-Minuten-Training ist so effektiv wie 30 Minuten joggen. Sie brauchen keine Zeit für den Weg zum Fitness-Studio einzuplanen. Trainieren nebenbei vor dem Fernseher: während dem Moma, den Nachrichten, der Daily-Soap oder anderen Lieblingssendungen. Verspannungen lösen sich, die Lymphe fließt, die Muskeln wachsen, das Fett schmilzt.

Regelmäßiges Training fährt die Stressresistenz hoch, es stimuliert und beruhigt unsere Energiezentralen Schilddrüse, Hypophyse und Nebenniere – die Drüsen, die für die Produktion von Stresshormonen zuständig sind. **Ideale Partner:** Schwungmassehanteln machen das Training um 33 Prozent intensiver. Und mit Flexbändern kann man zeitgleich die Muskeln trainieren.

Musik fürs Trampolin

»Ski Ba Bop Ba Dop Bop« ... zum 136-Stotter-Ohrwurm von Scatman John trainierte Haile Gebrselassie für seinen Marathon unter 3 Stunden. 120 bpm (Beats per Minute) sind für Nicht-Weltrekordler ideal – besonders auf dem Trampolin. Eine britische Studie zeigt, Lieder mit einem Beat von 120 bis 140 verbesserte die Trainingsleistung um 15 Prozent. Und das Beste: Das Training mit Musik empfanden die Versuchspersonen weniger anstrengend. Also mit Musik klappt's besser.

Ich habe mir bei iTunes ein paar Lieder mit den optimalen Beats auf meinen iPod runtergeladen – meine persönliche Gute-Laune-Playlist. Und wenn ich mich mal ganz arg austoben muss, dann zu Mamma Mia von Abba. Ist mit 137 Schlägen pro Minute eine echte Weltrekordler-Fatburner-Musik.

TRAMPOLIN-HITPARADE

1. ABBA: Mamma Mia (137 bpm/Beats per Minute) für die Fettverbrennung
2. Joe Dolce: Shuddup your face für fröhliches Wippen (120 bpm)
3. Dead or alive: you spin me round (128 bpm) für Ausdauer

Tool Nr. 24: Hightech-Fitness für Faule

Draufstellen. Und seitenalternierende Vibration arbeiten lassen. Auf 3 Minuten und 12 Herz stellen. Entspannende Massage tanken. Von der kleinen Zehe bis zum Nacken. Die Lymphe fließt. Mann muss gleich aufs Örtchen. Gut: Kurze Pause. Draufstellen: Auf 15 Herz stellen. 60 Sekunden. Ein wenig Dehnen, die Muskeln lernen Koordination. Pause, noch mal 60 Sekunden. Kurze Pause. Auf 21 bis 30 Herz stellen (je nach Fitnesslevel). Ich: 24, 60 Sekunden. Dreimal. In der Kniebeuge verharren.

Das Profi-Training

In nur 5 bis 10 Minuten am Tag baut man die Muskeln auf. Auch die Tiefmuskeln. Das ist wirklich Hightech, was Vibrationstraining leistet. Höchste Effizienz: Die seitenalternierende Muskelstimulation des Galileo, mit dem auch Astronauten trainieren, simuliert den natürlichen Bewegungsablauf. Trainiert die Muskeln von den Beinen bis hinauf in den Oberkörper. Etwa 1500-mal pro Minute kontrahieren sich die Muskeln. 5 Minuten entsprechen so der Effizienz eines 10-Kilometerlaufes. Drei dieser 10-Minuten-Trainingseinheiten die Woche reichen – sie kräftigen die Muskulatur, steigern die Leistungsfähigkeit, fördern die Durchblutung, beugen Rückenschmerzen, Inkontinenz und Osteoporose vor, lockern Muskelverspannungen, verbessern Balance, Beweglichkeit und Elastizität. Und: Der Po sieht einfach gut aus.

Der Galileo steht in immer mehr Fitness-Studios. Den gibt's in kleiner Version (Galileo Basic) auch für zu Hause, fürs Büro. (In jedem sollte einer stehen! Erzählen Sie mal der Chefin davon – das ist betriebliche Gesundheitsförderung pur!) Mehr Infos und Bezugsquelle auf Seite 126.

Besonders wichtig für Gestresste

> Kein Training ist schneller und effektiver: Muskeln bekommt man in nur wenigen Minuten.
> Aktiv entspannen und die Muskeln lockern – das geht im Liegen und auch im Stehen.
> Lymphfluss wird angeregt – besonders wichtig fürs Entgiften.

TIPP

Mit Hightech wippt man in wenigen Minuten den Stress weg und die Muskeln hin. Echte, wirkungsvolle Vibration kostet leider viel Geld. Für 500 Euro gibt's nur Schund.

Tool Nr. 25: Die Bewegungsmeditation

Die beste Nachricht: Auch ein Pessimist, ein Misantrop, ein stets unglücklicher, unzufriedener Mensch kann sein Gehirn verändern. Kann zum glücklichen Menschen mit leichten Gedanken mutieren. Funktioniert durch Meditation. Das haben Forscher im Magnetresonanztomographen (wissenschaftlicher Fotoapparat für unsere Weichteile) bewiesen. Meditierende haben einen besonders aktiven linken präfrontalen Gehirnlappen. Dort sitzt die Zufriedenheit, die positive Stimmung, der Optimismus. Die gute Nachricht: Keiner muss 45 Minuten im Sitzen ooooohm sagen. Man kann meditierend sich ein fröhlicheres Gehirn machen – und gleichzeitig Fett verbrennen und Fitness tanken. Idealerweise in den Laufschuhen. Oder auf dem Trampolin. Das Zauberwort für die pure Leichtigkeit des Seins heißt: Bewegungsmeditation.

MEDITATION
Unser Gehirn ist wundervoll plastisch. Man kann per Meditation sein Gehirn so verändern, dass man das Glas Wein halb voll und nicht mehr halb leer sieht.

Bewegungsmeditation kann man lernen ...

Wie geht das? Frater Michael Bauer, Benediktinermönch aus Kärnten, erklärt, dass wir alle meditieren können, dass es ganz einfach geht: »Man muss nur Achtsamkeit entwickeln für das, was man tut, für das Hier und Jetzt. Ganz einfach: absichtslos loslaufen. Ohne Pulsuhr, ohne verbissenes Ziel. Und: Staunen ist das Zauberwort. Man staunt über das Hier und Jetzt. Auf die jetzt wertvollen drei Sekunden Gegenwart. Das Vorher und das Nachher interessiert überhaupt nicht. Das nennt man Achtsamkeit. Und genau das fällt vielen Menschen leichter, wenn sie in Bewegung sind. Probieren Sie es aus. Konzentrieren Sie sich nicht, sondern staunen Sie. Ich habe gemerkt, dass viele Menschen bei Konzentration verkrampfen, ein Relikt aus der Schulzeit: ›Konzentrier' dich!‹ Das kennen wir alle. Bei der Meditation kann das stören. Staunen ist viel schöner, ist absichtsloser und gehaltvoller. Kinder staunen über Kleinigkeiten. Aus Staunen entsteht Dankbarkeit, aus Dankbarkeit Zufriedenheit. Staunen ist auch der Grund, auf dem Weisheit wachsen darf. Die alten Mystiker, Philosophen und Weisen waren in erster Linie Staunende. Auch die Wissenschaftler sind es.« Tipp: Frater Michael Bauer hat auch ein Buch über Bewegungsmeditation geschrieben. »Die Seele läuft mit.« Wunderbar!

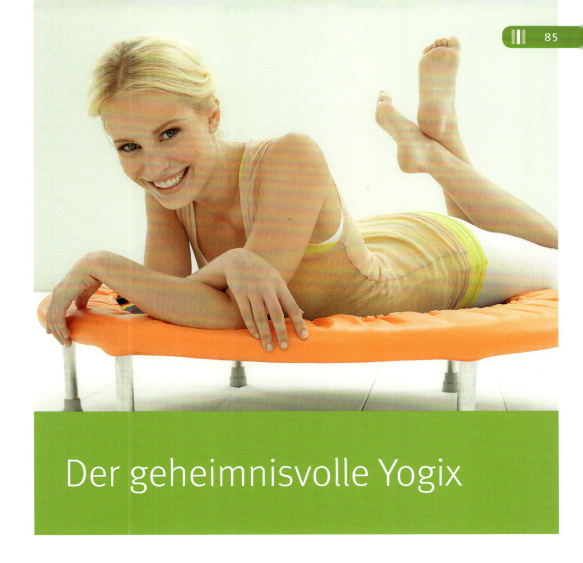

Der geheimnisvolle Yogix

Ein kleines Übungsprogramm, das binnen einer Viertelstunde Körper und Geist flexibel macht, die Stressresistenz erhöht – und gleichzeitig schlank, fit, gesund und jung macht. Es verändert Ihre Energie – und der Körper folgt. Die ideale Kombination zu Ihrem morgendlichen Lauf- oder Trampolinprogramm.

Die Übungen kombinieren energetisches Stretchen mit Kraftübungen, sind eine clevere Mixtur aus Konzentration, Koordination, Balance, aus Yoga und Energiemedizin. Den Yogix habe ich gemeinsam mit Holle Bartosch, Sportwissenschaftlerin und Yoga-Lehrerin, entwickelt. Die Übungszeiten sind natürlich dehnbar. Tut es Ihnen gerade supergut, den Stress wegzutrampeln? Braucht das Herz eine Minute mehr Freude, dann verlängern Sie die Übung einfach. Fühlen Sie sich flexibel. Viele der Übungen können Sie auch mit Ihrem Training auf dem Trampolin kombinieren. Ausprobieren! Wichtig: Machen Sie diese Übungen vier Wochen lang, so gut es geht, jeden Tag. Dann reichen zwei- bis dreimal die Woche. Und einzelne Übungen einfach ab und zu in den Alltag integrieren. Von meiner Website können Sie einen Yogix-Film herunterladen.

INFO

Wir können uns unsere Gefühle machen. Wir können uns Energie machen. Wir können uns Fröhlichkeit machen, Glück, Traurigkeit ... Der Körper ist wie ein Koffer voller Überraschungen – für unsere Reise namens Leben haben wir alles dabei.

Erst einmal ankommen

Die kleine Bewegungsmeditation bringt Sie schnell und unglaublich einfach endlich mal dorthin, wo Sie viel öfters sein sollten: in Ihren Körper. Ins Hier und Jetzt. Bewegen Sie sich – und tasten Sie im Hier und Jetzt jede Körperregion atmend und aufmerksam auf Verspannungen ab, das schenkt Ruhe und Gelassenheit. Das funktioniert wunderbar auf dem Trampolin oder beim Laufen!

Bodyproof – 2 bis 5 Minuten

> Stellen Sie sich aufrecht hin. Atmen Sie durch die Nase tief in den Bauch. Fühlen Sie am höchsten Punkt ihres Kopfes ein imaginäres Seil, das Sie in Richtung Himmel streckt. Nehmen Sie die Schultern leicht nach hinten. Bauen Sie sanft Körperspannung auf.

> Gehen Sie los ... Atmen Sie dabei tief in den Bauch hinein und spüren Sie, wie sich mit jedem bewussten Atemzug die Bauchdecke leicht hebt und wieder senkt.

> Atmen Sie nun in den kleinen linken Zeh hinein. Weiter bis in den großen linken Zeh. Spüren Sie, was da vor sich geht in den Zehen. Fühlen Sie den Boden? Sind Ihre Zehen kalt oder schön warm? Wird alles gut durchblutet?

> Sie können auch Fahrt aufnehmen, losjoggen, auch auf dem Trampolin. Wandern Sie mit Atem und Gedanken weiter. Schicken Sie Ihren Atem und Ihre Aufmerksamkeit in den Vorfuß,

die Ferse, die Wade, das Bein ... hoch bis zur Leiste. Spüren Sie die Durchblutung, Wärme ... und vor allem, ob irgendwo eine Spannung auftaucht. Alles geht leichter.

› Durchscannen Sie so Ihren ganzen Körper: rechter Fuß bis Leiste, Becken und Bauchraum, Po, unterer Rücken und Wirbelsäule. Brustkorb, Schulter, Arme ... Nacken, wie verspannt ist der denn? Kopf, Gesicht. Ist der Kiefer angespannt, die Augen, die Stirn ...? Spüren Sie den höchsten Punkt des Körpers.

› Zum Schluss fühlen Sie noch mal den ganzen Körper als Ganzes. Schicken Sie ihm, jedem Muskel, jeder Zelle ein Dankeschön, dass er immer für Sie da ist.
Und schütteln Sie sich von oben bis unten ganz locker durch.

Energie anschieben

Sorgen Sie nun dafür, dass Ihre Energien in den Bahnen zum Fließen kommen – und die gute Laune anspringt. All das funktioniert auch noch sehr gut auf dem Trampolin.

Thymusdrüse klopfen – 1 Minute

1 › Das Klopfen mit den Fingerspitzen beider Hände auf die Thymusdrüse fördert den Transport chemischer Botenstoffe zwischen Nervenbahnen und Zellen. Die Thymusdrüse befindet sich hinter dem Brustbein, etwa zwei Zentimeter unter dem V des Schlüsselbeins. Nach etwa 1 Minute atmet man automatisch tief ein. Und man fühlt sich gekräftigt. Eine aktive Thymusdrüse spielt eine wichtige Rolle im Stoffwechsel und bei der Immunabwehr. In der chinesischen Medizin gilt die Thymusdrüse als Steuerungszentrale für den Energiefluss in den Meridianen. Diese einfache Übung dient zum Stressabbau, sorgt für Zentriertheit und Ausgeglichenheit. Hilft gegen Kopfschmerzen, Müdigkeit, Erschöpfung oder Konzentrationsstörungen und Ängste.

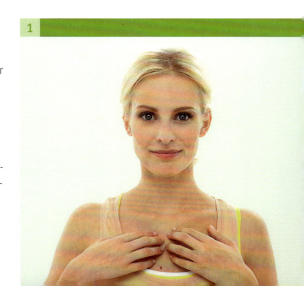

Die Ohren entfalten – 15 Sekunden

› Massieren Sie Ihre Ohrmuscheln leicht ziehend von innen nach außen, so als ob Sie sie entfalten wollten. 15 bis 30 Sekunden lang. Sie laden Ihren Körper mit Energie auf, verbessern die Aufmerksamkeit. Diese Übung kann man auch immer mal wieder im Büro machen.

Fröhlichkeit wecken – 45 Sekunden

GUTE LAUNE
Bekommt man mit Aufwärtsbewegungen: lächeln, winken, hüpfen, springen. Oder auf dem Trampolin.

› Mit allen Gesten und Bewegungen, bei denen etwas in die Höhe geht, steigt auch unsere Stimmung. Das Überwinden der Schwerkraft ist ein kraftvoller Akt, der zeigt, wie viel Energie in uns steckt. Stärke, Selbstbewusstsein und Freude kommen so zum Ausdruck. Nehmen Sie Ihre Hände vor den Körper und drücken Sie die Luft von unten nach oben, als ob Sie Ihrem Gesicht Luft zufächeln wollten. Arme in einem großen Bogen wieder nach unten führen. Wiederholen Sie die Übung circa zehnmal hintereinander. (Achtung: Wenn Sie die Luft von oben nach unten drücken, geht es Ihnen gar nicht gut.)

Flexibilität & Balance fördern

Ihr Energiefeld, Ihr Wirkungsfeld, Ihr Aktionsradius sind abhängig von Ihrer Flexibilität, dem Zusammenspiel Ihrer Muskeln, Ihrer Balance. Wer seine Balance verliert, kann auch viel weniger flexibel handeln. Je flexibler unsere Wirbelsäule, je dehnfähiger die Muskeln des Rumpfes sind, desto spontaner, reaktionsfreudiger und kraftsparender ist unser Körper, desto flexibler ist unsere Handlungsweise, unser Geist.

Im Drehsitz entgiften – 1 Minute

1 › Man sitzt gerade auf dem Meditationskissen, die Sitzbeine haben dabei Kontakt zum Kissen. Man stellt das rechte Bein über dem linken auf, dreht den Oberkörper nach rechts und drückt mit dem linken, durchgestreckten Arm gegen das rechte

Der geheimnisvolle Yogix

Knie, bis Sie eine leichte Dehnung spüren. In dieser Position 30 Sekunden verweilen. Danach die Seite wechseln.

Himmel und Erde verbinden – 1,5 Minuten

Mit dieser Übung aus alten ägyptischen Zeichnungen können Sie Energie fließen lassen, Kraft und Freude tanken ...

> Stellen Sie sich in Schrittstellung hin, das rechte Bein ist vorne. Verlagern Sie das Gewicht auf das rechte Bein.

> Die Hände aneinanderreiben, dann beide Hände ausschütteln.

> Die Hände mit gespreizten Fingern auf den Oberschenkel legen.

> Führen Sie die Arme in einer Kreisbewegung langsam auf die Seite, atmen Sie dabei tief ein.

> Atmen Sie aus. Führen Sie die Hände über den Kopf und vor der Brust in Gebetsstellung zusammen.

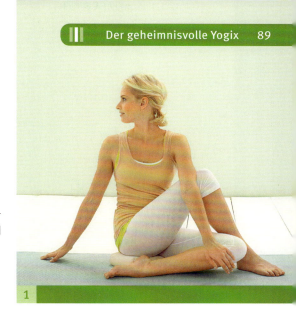

> Atmen Sie tief ein. Lösen Sie die Hände, strecken Sie den rechten Arm Richtung Himmel, der Blick folgt der rechten Hand. Schieben Sie die Handfläche nach oben. Strecken Sie den linken Arm hinter dem Po aus. Schieben Sie die Handfläche dabei etwas nach unten. Spüren Sie, wie diese Übung den ganzen Körper dehnt.

> Halten Sie die Position, und zwar so lange es Ihnen guttut.

> Atmen Sie durch den Mund, falten Sie die Hände vor der Brust. Wiederholen Sie die Übung noch dreimal. Dann wechseln Sie die Arme.

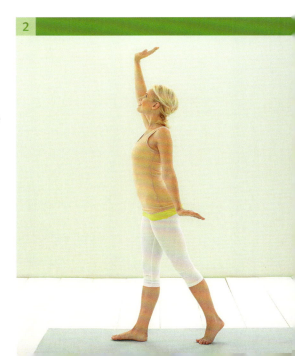

Bauch befreien – 1,5 Minuten

Diese Übung stärkt die Energie von Herz, Leber, Milz und Galle. Macht dem Darm Platz, sodass Energie fließen kann. Oft sind die Bauchmuskeln chronisch ganz leicht angespannt – durch ständiges Sorgenmachen, durch Dauerkummer, aber auch durch eine Operation oder unnatürliche Bewegungsmuster.

Flexibilität in die schräge und gerade Bauchmuskulatur

TIPP

Flexibel und stressfest sein heißt ganz nebenbei einen schlanken Körper formen, weil keine dicke Haut mehr im Weg ist.

> Stellen Sie sich hüftbreit mit geöffneten Füßen hin. Strecken Sie die Arme nach oben und verschränken Sie die Finger in Betstellung. Heben Sie die Schultern zu den Ohren und halten Sie die Spannung, so als ob Sie sich die Ohren mit den Oberarmen verschließen wollen. Der Blick ist nach vorne gerichtet.

> Beugen Sie sich mit der Einatmung nach rechts zur Seite, weiten Sie dabei Ihren Bauchraum und Ihre Rippen links und spüren Sie die Weite. Kommen Sie ausatmend zurück zur Mitte.

> Beugen Sie sich einatmend nach links und lassen Sie die rechte Seite lang werden. Spüren Sie, wie die Energie in den Bauchraum und Brustkorb fließt. Kommen Sie ausatmend zur Mitte zurück.

> Strecken Sie sich dann einatmend leicht nach hinten oben, Brustkorb und Brustraum weiten sich. Kommen Sie ausatmend zur Mitte zurück. So machen Sie atmend drei Runden.

Brust weiten – 1,5 Minuten

Rückbeugen sprechen besonders das Herz-Chakra an. Sie öffnen und weiten den Brustkorb und geben den Gefühlen Raum. Rückbeugen fördern Offenheit und Optimismus. Die Basisqualitäten des vitalen Herz-Chakras sind: bedingungslose Liebe, Dankbarkeit, Güte, Einfühlung, Zuneigung, Geborgenheit, Offenheit, Mitgefühl, Menschlichkeit, Verständnis.

Dehnen Sie die Brust frei

> Nehmen Sie im Stehen ein (Hand)Tuch etwa schulterbreit in die Hände. Ziehen Sie die Wirbelsäule mit einem imaginären

Faden am Hinterkopf nach oben. Führen Sie die Arme kopfüber nach hinten oben, atmen Sie dabei tief ein. Ziehen Sie den Bauchnabel ein, nicht ins Hohlkreuz fallen.

1. › Strecken Sie die Arme und öffnen Sie Ihren Brustkorb nach vorne oben. Mit der Ausatmung halten Sie die Dehnstellung. Der Brustkorb wird weit, die Rippen öffnen sich auf der Vorderseite. Sie können die Dehnung im Brustbereich spüren.

› Atmen Sie tief in die weiten Lungen hinein und strecken Sie die Arme immer weiter nach hinten und oben. Ellenbogen bleiben gestreckt. Spüren Sie, wie jedes Einatmen dieses Zentrum energetisiert und jedes Ausatmen Ihre Herzenergie sich ausdehnen lässt. Halten Sie die Dehnung 15 bis 20 Sekunden.

› Wenn Sie die Griffweite variieren, spricht die Dehnung jeweils andere Bereiche in der Brustmuskulatur an. Also fassen Sie das Tuch einmal etwas weiter oder enger. Wiederholen Sie die Übung dreimal.

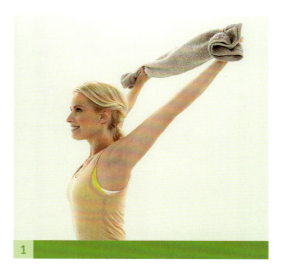

Balance tanken – 1 Minute

Ich mache den Yoga-Baum auch zwischendurch, wenn ich auf etwas warte, wenn ich telefoniere, wenn der Kaffee durchläuft ... Oder, wenn mich grade etwas stresst oder frustriert. Er schenkt Ruhe, Standfestigkeit und Balance.

2. › Verlagern Sie aus dem Stand heraus das Gewicht auf den linken Fuß, legen Sie die rechte Fußsohle an die linke Fessel, geht das? Wenn das klappt, probieren Sie es am Schienbein. Rechtes Knie leicht nach hinten ziehen. Handflächen vor der Brust zusammenlegen.

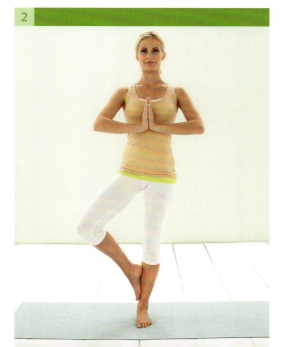

> Wer auch mit dem Fuß am Schienbein das Gleichgewicht hält, setzt die Fußsohle an die Oberschenkelinnenseite, streckt die Arme über den Kopf. Atmen Sie tief ein und aus. Halten Sie die Stellung bis circa 30 Sekunden. Wechseln Sie die Seite.

Mehr Kraft & Lebensenergie

Sie wollen mehr Kraft? Es gibt drei ideale Übungen, die sich über Jahrhunderte hinweg bewährt haben: die Kniebeuge, der Liege-stütz und die Bauchrolle – neudeutsch Crunch. Diese Übungen sind ideal, weil man nicht mehr braucht als den Körper. Holle Bartosch empfiehlt folgende Varianten aus dem Yoga. Sie stärken den ganzen Körper. Aber auch Ausdauer und Durchhaltevermögen wachsen – und mit ihnen das Selbstbewusstsein und die innere Sicherheit.

TIPP

Jedes Mal, wenn unser Körper seine Grenzen überschreitet, wächst das Selbstvertrauen und damit das Selbstbewusstsein.

Der echte Energiestütz – 1 Minute

> Geben Sie in der Bauchlage die Hände unter die Schultern, die Fingerspitzen sind aufgespreizt und der Mittelfinger zeigt nach vorne. Die Ellbogen sind nahe am Köper. Stellen Sie die Zehen auf. Richten Sie den Blick mit gerader Halswirbelsäule zum Boden.

> Heben Sie sich mit der Einatmung vom Boden weg, bis die Arme gestreckt sind. Mit der Ausatmung langsam so weit ab-senken, wie Sie die Spannung halten können. Mit der Einatmung wieder heben. Sie können auch die Knie am Boden lassen, so wird die Übung ein wenig leichter. Jedoch bleibt der Körper in einer Linie. Strecken Sie den Po nicht zu sehr nach oben. Halten Sie den Bauch angespannt, ohne den Atem anzuhalten.

Der umgekehrte Krieger – 1 Minute

Baut Wärme und kraftvolle Energie auf. Kräftigt Fuß- und Beinmuskulatur, auch die rumpfaufrichtende Muskulatur. Die gesamte Mitte. Auf emotionaler Ebene fördert die Übung das Empfinden der Erdung und Standfestigkeit und damit das Gefühl, »mit beiden Beinen fest im Leben zu stehen«.

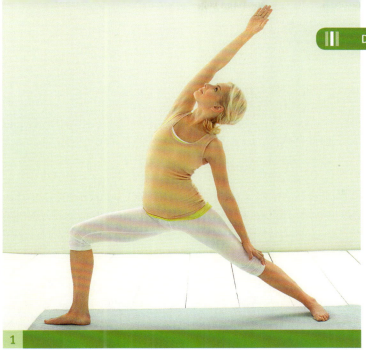

Der geheimnisvolle Yogix 93

FOREVER YOUNG
Ein Muskel, der sich regelmäßig anstrengt, altert nie.

So geht's

> Setzen Sie in einem weiten Schritt nach hinten die Fersen beider Füße so auf, dass sie sich auf einer Linie befinden. Der hintere Fuß ist in einem Winkel von 90 Grad ausgedreht und der vordere Fuß zeigt nach vorne. Strecken Sie das hintere Bein und belasten Sie die Außenkante des hinteren Fußes, sodass sich das Fußgewölbe leicht anhebt.

> Beugen Sie das vordere Bein in einem rechten Winkel und richten Sie das Fußgelenk unter dem Kniegelenk aus. Öffnen Sie die Hüfte so weit wie möglich, richten Sie das Schambein nach vorne aus, lassen Sie das Steißbein absinken.

> **1** Führen Sie den vorderen Arm nach oben, sodass Sie eine angenehme Dehnung in der vorderen Körperseite spüren. Ziehen Sie den hinteren Arm so weit wie möglich an Ihrem hinteren Bein entlang nach unten.

> Ziehen Sie sich mit der Einatmung aus der Wirbelsäule lang und in der Ausatmung lassen Sie die Hüfte sanft tiefer sinken. Der Blick geht leicht nach oben. Verweilen Sie 30 Sekunden in der Position. Wechseln Sie die Seite.

Die machtvolle Haltung – 1 Minute

Stärkt den gesamten Unterkörper. Durch die Öffnung des Brustkorbs wird die Brustmuskulatur gedehnt und die Schultern werden gelockert. Das Zwerchfell hebt sich sanft, wodurch das Herz leicht massiert wird.

So geht's

> Im Stand berühren sich die Fußknöchel. Beugen Sie die Beine, ohne dass die Knie voneinander wegwandern.

1 > Ziehen Sie den Bauchnabel für einen aufrechten Rücken nach innen oben. Falten Sie die Hände hinter dem Rücken, schieben Sie die Schultern nach unten und die Schulterblätter zur Wirbelsäule. So ziehen sich die Arme lang. Pressen Sie die Handflächen sanft zusammen.

> Ziehen Sie mit der Ausatmung das Steißbein ein wenig nach hinten oben und gehen Sie tiefer in die Position. Die Krone des Kopfes zieht nach vorne oben und der Nacken ist lang, während der Blick nach vorne geht. Verweilen Sie 30 Sekunden. Kurz Pause machen. Wiederholen Sie die Übung noch einmal.

SELBSTBEWUSSTSEIN
Über den richtig angespannten Muskel macht sich unser Unterbewusstsein bewusst, wie stark wir eigentlich sind.

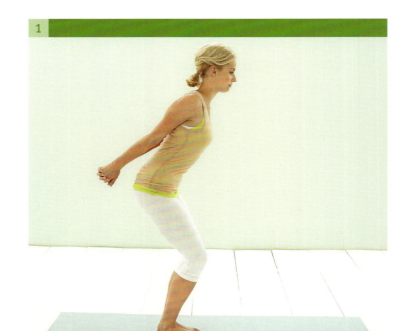

Der geheimnisvolle Yogix

Zum Schluss abheben

Ein wenig spirituelles Agieren bringt den Menschen rund um den Globus zur Ruhe, den Blutdruck in alle Himmelsrichtungen runter – und, so neue Studien, das macht auch noch glücklich. Nein, man muss nicht still sitzend meditieren. Machen Sie Ihr Glück täglich selbst. Einfach ein wenig erden und dann tief fühlen – und schon kann man losgelöst in den Tag düsen.

Endlich loslassen – 3 Minuten

› Schieben Sie eine CD ein, die Sie aus Ihren Reserven lockt. Und trampeln Sie. Stampfen Sie auf. Springen Sie mit beiden Füßen gleichzeitig auf den Boden. Trampeln Sie rechts, links, rechts, links. Wenn Ihnen das hilft: Stellen Sie sich vor, ein Indianer zu sein, der in Trance ums Lagerfeuer nach Trommelrhythmen tanzt. Tun Sie das drei bis fünf Minuten lang. Feste auf den Boden trampeln, mit aller Kraft, die Sie haben. Wenn Sie wollen, dann hängen Sie noch weitere fünf Minuten an und brüllen Sie dazu: Ho, Ho, Ho ... Lassen Sie das Ungeheuer ruhig raus. Ich hab mich da auch komisch gefühlt. Aber nicht lange ...

STILL SITZEN?
Die laute Bewegungsmeditation ist gut für alle, denen Stillsitzen und Meditieren nicht in die Tüte kommt.

Die kleine Herzmeditation – 2 Minuten

› Zum Schluss Freude tanken – und zwar im Lotussitz auf dem Yogakissen. Kopf ein wenig vernachlässigen und auf das Herz konzentrieren. Stellen Sie sich vor, mit dem Herzen zu atmen, Energie hineinfließen zu lassen. Denken Sie nun an etwas Positives. Sie wissen schon, an etwas mit hohen Schwingungen: Liebe, Dankbarkeit, Mitgefühl, Freude. Das hat nämlich die Kraft, Sie mit Energie und Lebensfreude aufzutanken – und Ihren (kleinlichen?) Ärger vergessen zu lassen. Fühlen Sie das eine Minute, zwei Minuten ... Wenn Sie wollen, dürfen Sie zum Schluss auch Ihr Herz fragen. Nun sind Ihr Bauchhirn, Ihre Intuition, Ihr Herz viel offener. Jetzt können Sie ruhig mal fragen: Was wäre in Situation XY der nächste Schritt?

› Hören Sie auf die Antwort des Herzens. Denn daraus spricht der Bauch, die Intuition, unser Urwissen.

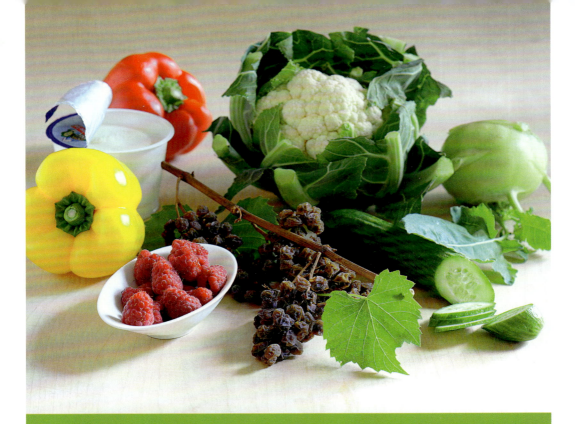

GLYX-mobil – die leckere Anti-Stress-Küche

Lauter köstliche Rezepte, die Sie aus Ihrer Stress-Heißhunger-Falle holen, die Gesundheit wiederherstellen helfen, die Stressresistenz hochfahren – und in einen mobilen Alltag passen. Oder sich flexibel Ihrem Alltag anpassen. Wie lange? Warum nicht vier Wochen? Die Rezepte sind für eine Person konzipiert. Macht der Partner mit, wunderbar. Auch Kindern und Freunden schmeckt die GLYX-Küche! Multiplizieren Sie einfach die Zutatenmengen mit der Anzahl der Personen, die mitessen möchten.

Die GLYX-mobil-Regeln

1. **Das erste 0,2-l-Glas Wasser** steht auf Ihrem Nachttisch. Im Laufe des Tages trinken Sie mindestens zwei weitere Liter, auch drei, wenn es nicht stresst. Keine Softdrinks. Gemüsesäfte sind wunderbar. Kaffee und Tee kein Problem. Wenn Schorle, dann 1:10 gemixt. Aromatisieren Sie Ihr Wasser mit Zitrone, Apfelsaft, Holundersirup. Erlaubt ist abends ein Gläschen trockener Wein.
2. **Drehen Sie 30 Minuten eine Fettverbrennungsrunde** in den Laufschuhen oder auf dem Trampolin. Das macht stolz und stressfest für den Tag. Wenn Sie es morgens nicht schaffen – dann eben abends.
3. **Frühstücken Sie** zu Hause (siehe Seite 71 oder 99). Mit Tee oder Kaffee, gerne mit Milch. Nehmen Sie sich einen Zellschutzcocktail oder was zum Löffeln mit (siehe Seite 70 und 102).
4. **Wählen Sie insgesamt drei Mahlzeiten,** achten Sie auf genug Eiweiß (siehe Tool 19, Seite 76) in jeder Mahlzeit.
5. **Die Snack-Liste** finden hungrige Menschen, denen drei Mahlzeiten nicht reichen, auf Seite 73.
6. **Den Yogix** bauen Sie in Ihren Tag ein, wann er Ihnen am besten reinpasst. Da brauchen Sie eine Viertelstunde für sich. Sie können ihn auch wunderbar mit dem Trampolin kombinieren.
7. **Bitte mehr!** Die Menge an Eiweißlieferanten und Gemüse dürfen Sie erhöhen – sodass Sie satt werden. Halten Sie sich an die 1:2:3 Formel. Die Rezepte sind berechnet für 60-Kilo-Menschen.
8. **Eiweißpulver?** Kommen Sie nicht auf Ihre Eiweißformel (1,5 – 2 g/kg Körpergewicht), dann stocken Sie mit einem Eiweißkonzentrat auf (ohne Kohlenhydrate! Siehe Seite 126).
9. **Viel Gemüse!** Essen Sie vor der Hauptmahlzeit eine Gemüsesuppe oder einen großen bunten Salat mit GLYX-Vinaigrette (siehe Seite 101).
10. **Sie brauchen ein Dessert:** Obst, Quark mit Früchten oder ein Muffin. Eine Liste mit kleinen süßen Sünden ist im Guide.
11. **Wer viel abnehmen will,** lässt dreimal die Woche abends die Kohlenhydrate weg – und viermal morgens. Oder umgekehrt. Im Wechsel. Vorschläge siehe Powerwoche auf Seite 98.
12. **Machen Sie Ihre Küche** mit einem Thermo-Behälter mobil.

MEHR EIWEISS

Lupine ist ein pflanzliches Produkt, das Soja sehr ähnelt und botanisch mit den Erbsen verwandt ist. Lupine schmeckt würzig-nussig, man kann sie im Bio-Laden kaufen und wie Tofu zubereiten. Pro 100 g liefert sie 21 g Eiweiß, 5 g Ballaststoffe und nur 5 g Kohlenhydrate – sie ist also richtig gesund.

GLYX-MOBIL-POWERWOCHE

	Frühstück	Mittagessen	Abendessen
1. Tag	Beeren mit Schokojoghurt (S. 71)	Vollkorn-Wrap mit Gemüse und Frischkäse (S. 110)	Asia-Wok-Geschnetzeltes (S. 108) mit 50 g Naturreis **Carb**
2. Tag	Eier im Glas (S. 71)	Bulgursalat mit Feta (S. 118)	Lachs-Kohlrabi-Pfanne mit Senf (S. 109) **No Carb**
3. Tag	1 Scheibe Roggenschrotbrot mit Pikanter Ziegenkäsecreme (S. 99)	Scharfer Glasnudelsalat mit Hühnerstreifen (S. 111)	Brokkoli-Orecchiette mit Mozzarella (S. 113) **Carb**
4. Tag	Rosmarin-Walnuss-Joghurt (S. 102)	Vollkorn-Wrap mit Spinat und Räucherlachs (S. 111)	Gemüse-Frittata (S. 107) **No Carb**
5. Tag	Obstsalat mit Honig-Quark (S. 71)	Linseneintopf mit Tofu (S. 116)	Tomaten-Lauch-Hackfleisch-Ragout (S. 112) **Carb**
6. Tag	Zucchini-Basilikum-Smoothie (S. 104)	Dinkel-Gemüse-Curry mit Garnelen (S. 112)	Salat mit Ei und Buttermilchdressing (S. 119) **No Carb**
7. Tag	Sauerkirschmuffin (S. 121)	Tomatensuppe mit Riccottanocken (S. 114)	Thai-Putentopf mit Soja-Nudeln (S. 116) **Carb**

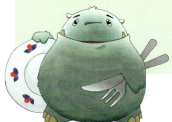

GLYX-mobil – die leckere Anti-Stress-Küche 99

Lecker aufs Brot

Es muss nicht immer Wurst sein. Auch die Cremes passen auf den Frühstückstisch, auf die Pausenstulle im Büro und zum Abendbrot.

Pikante Ziegenkäsecreme

Für 4 Portionen (ca. 250 g): 1 mittelscharfe Peperoni putzen, entkernen, waschen und in feine Streifen schneiden. 1 Frühlingszwiebel waschen, putzen, in dünne Ringe schneiden. 1 EL Olivenöl in einer kleinen Pfanne erhitzen. Peperoni, Frühlingszwiebel und 1 TL frisch gehackten Thymian darin 1 Minute dünsten. Vom Herd nehmen, die Mischung etwas abkühlen lassen. 6 schwarze Oliven (ohne Stein) in feine Ringe schneiden. 100 g Ziegenfrischkäse mit einer Gabel zerdrücken und mit 100 g Magerquark vermischen. Chili-Mischung und Oliven unter die Creme ziehen, mit Salz und Pfeffer abschmecken. Die Creme in eine Frischhaltebox füllen, die Box verschließen. Hält sich 3 bis 4 Tage im Kühlschrank.
Zubereitung 15 Minuten | Ca. 120 kcal, 8 g EW, 9 g F, 2 g KH

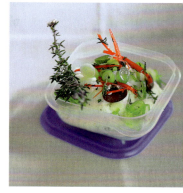

Gute Eiweißquellen wie Ziegenfrischkäse und Quark machen das übliche Brötchen zu einer gesunden Leckerei.

Bohnen-Paprika-Paste

Für 4 Portionen (ca. 200 g): 130 g weiße Bohnen (Dose) in einem Sieb abbrausen und abtropfen lassen. Bohnen, 2 EL Ajvar (mild oder scharf) und 1 EL Olivenöl glatt pürieren. Mit Salz, Pfeffer und 1 TL Zitronensaft würzen. 2 EL Walnusskerne fein hacken, in einer Pfanne ohne Fett goldbraun rösten. Nüsse etwas abkühlen lassen und unter die Bohnenpaste heben. Hält sich 5 bis 6 Tage im Kühlschrank.
Zubereitung 15 Minuten | Ca. 60 kcal, 2 g EW, 4 g F, 4 g KH

Thunfisch-Basilikum-Aufstrich

Für 4 Portionen (ca. 250 g): Die Blätter von 3 bis 4 Stielen Basilikum abzupfen, abreiben und hacken. 1 Dose Thunfisch im eigenen Saft (140 g Abtropfgewicht) abgießen und zerpflücken. 1 Schalotte schälen und fein würfeln. Thunfisch, Basilikum, Schalotte und 2 EL Olivenöl fein pürieren. Mit 2 TL Zitronensaft, ½ TL abgeriebener Schale von Bio-Zitrone, Salz und Pfeffer würzen und alles vermischen. 2 EL Ricotta unterheben. Den Aufstrich mit Salz und Pfeffer kräftig abschmecken. Hält sich 3 bis 4 Tage im Kühlschrank.
Zubereitung 15 Minuten | Ca. 100 kcal, 9 g EW, 6 g F, 1 g KH

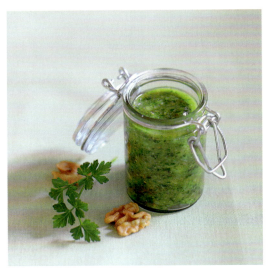

SOS im Glas

Pestos hat man einfach daheim für die Notnudel. Und die fertige GLYX-Vinaigrette passt – auch im Büro – auf den geputzten Salat ... Beides hilft bei Faulfieber.

Petersilien-Walnuss-Pesto

Für 1 Glas (150 ml; 8 Portionen): 40 g Walnusskerne | 1 Bund Petersilie | 1 Knoblauchzehe | ½ TL Meersalz | 80 ml kalt gepresstes Olivenöl | 40 g frisch geriebener Parmesan | Pfeffer
Zubereitung 20 Minuten | Pro Portion ca. 140 kcal | 3 g EW | 14 g F | 1 g KH

Das nussige Pesto unbedingt testen. Ätherische Öle in der Petersilie regen an und vertreiben schlechte Laune.

1 Die Nüsse mit dem Messer grob hacken und in einer kleinen Pfanne ohne Fett rösten, dann vom Herd nehmen und abkühlen lassen. Die Petersilie abbrausen, trocken schütteln und hacken. Den Knoblauch schälen und fein hacken.
2 Petersilie, Nüsse, Knoblauch und Meersalz im Mixer oder mit dem Pürierstab zu einer glatten Paste verarbeiten, dabei nach und nach das Öl dazugießen. Den Parmesan untermischen. Pesto mit Salz und Pfeffer würzen. Hält sich im Kühlschrank mit Olivenöl bedeckt bis zu 10 Tagen. Schmeckt zu Nudeln, Suppen, Eintöpfen und Fisch.

Rote Linsen-Tomaten-Pesto

Für 1 Glas (150 ml; 6 Portionen): 30 g getrocknete Tomaten | 1 EL rote Linsen | 125 ml scharfer Tomatensaft | 1 EL gehackte Mandeln | 1 Knoblauchzehe | 1 EL Tomatenmark | 4 EL Olivenöl | 30 g frisch geriebener Parmesan | Salz | Pfeffer
Zubereitung 30 Minuten | Ca. 100 kcal | 3 g EW | 9 g F | 2 g KH

1 Die getrockneten Tomaten in feine Streifen schneiden. Die Tomatenstreifen mit Linsen und Tomatensaft in einem kleinen Topf aufkochen und zugedeckt bei schwacher Hitze 10 Minuten quellen lassen. Den Topf vom Herd nehmen und die Linsen abkühlen lassen.

2 Inzwischen die Mandeln in einer Pfanne ohne Fett goldbraun rösten, vom Herd nehmen und abkühlen lassen. Den Knoblauch schälen und fein hacken. Die Tomaten-Linsen-Mischung mit Mandeln, Knoblauch, Tomatenmark und Öl mit dem Pürierstab oder im Mixer glatt pürieren. Den Parmesan unterheben. Pesto mit Salz und Pfeffer würzen. Hält sich im Kühlschrank mit Olivenöl bedeckt bis zu 10 Tagen. Schmeckt zu Dinkel, Reis und als Würze in Dips.

GLYX-Vinaigrette

Für 1 kleine Flasche oder 1 Twist-Off-Glas (240 ml; 12 Portionen): 6 EL Weißweinessig | Salz | Pfeffer | 1 ½ TL Dijon-Senf | 6 EL kalt gepresstes Olivenöl | 6 EL Rapsöl | 2 EL Walnussöl | 1 EL Leinöl
Zubereitung 10 Minuten | Bei 2 EL pro Portion ca. 120 kcal, 0 g EW, 13 g F, 0 g KH

1 Essig, Salz, Pfeffer und Senf in einer Schüssel mit dem Schneebesen verquirlen. Nach und nach das Oliven-, Raps-, Walnuss- und Leinöl unterschlagen, bis eine cremige Mischung entstanden ist. Die Vinaigrette in eine kleine Flasche oder ein Glas mit Schraubdeckel füllen. Die Flasche oder das Glas fest verschließen. Die Vinaigrette hält sich im Kühlschrank 2 bis 3 Wochen.

Das Dressing lässt sich gut vorbereiten und variieren. Es spendet wertvolle Fettsäuren und passt zu allen Blattsalaten.

Variante: Für ein Joghurt-Dressing rühren Sie pro Portion (2 EL) noch 2 EL Joghurt, Kefir oder Buttermilch unter die Vinaigrette. Wer mag, kann das Dressing noch mit etwas abgeriebener Zitronen- oder Orangenschale und gehackten Kräutern verfeinern.

Tipp: Bevor Sie eine Portion (2 EL) fürs Büro, zum Beispiel in eine kleine Dose abfüllen, sollten Sie die Vinaigrette in der Vorratsflasche oder im Schraubglas kräftig durchschütteln, damit sich die Zutaten wieder cremig miteinander verbinden.
Wichtig: Frische Würzzutaten wie fein gewürfelte Zwiebeln und gehackte Kräuter erst kurz vor dem Servieren dem Salatdressing beigeben.

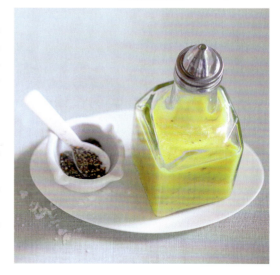

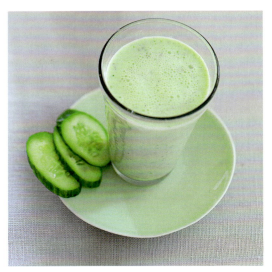

Mobile Löffellust

Herzhafter Joghurt im Glas versorgt unterwegs mit Eiweiß (und Milchsäurebakterien) – und bedeutet natürlich Gaumenglück pur. Vorsicht: Weckt Kollegenneid.

Gurken-Wasabi-Lassi

Für 1 Glas: 1 Bio-Minigurke | ½ TL Wasabi (ersatzweise frisch geriebener Meerrettich) | 150 g Naturjoghurt | 1 TL Weißweinessig | 1 TL kalt gepresstes Olivenöl | Meersalz | Pfeffer | 50 ml kaltes Mineralwasser
Zubereitung 10 Minuten | Ca. 140 kcal | 6 g EW | 6 g F | 6 g KH

Vermächtnis der Inder: Lassi. Das erfrischende Joghurtgetränk entstresst mit gehirnaktiven Aminosäuren.

1 Die Gurke waschen, mit Küchenpapier abtrocknen, längs halbieren und mit einem Löffel entkernen, die Gurkenhälften in grobe Würfel schneiden.
2 Gurkenwürfel, Wasabi, Joghurt, Essig und Öl in einen hohen Rührbecher geben und mit dem Pürierstab oder im Mixer fein pürieren. Das Püree mit Salz und Pfeffer würzen, in ein Glas mit Schraubdeckel oder in einen Thermobecher füllen und mit dem Mineralwasser aufgießen. Das Glas oder den Thermobecher gut verschließen.

Rosmarin-Walnuss-Joghurt

Für 1 Glas: 1 EL Walnusskerne | ½ TL frisch gehackter oder getrockneter Rosmarin | 150 g Naturjoghurt | 2 EL körniger Frischkäse | 1 EL Walnussöl | 2 TL Orangensaft | Salz | Pfeffer | ½ TL abgeriebene Schale von 1 Bio-Orange
Zubereitung 10 Minuten | Ca. 230 kcal | 12 g EW | 16 g F | 8 g KH

1 Die Nüsse fein hacken und mit dem Rosmarin in einer kleinen beschichteten Pfanne ohne Fett rösten. Die Pfanne vom Herd nehmen und die Mischung abkühlen lassen.
2 Den Joghurt mit Frischkäse, Walnussöl und Orangensaft in einer Schüssel mit dem Schneebesen cremig verrühren. Von der Nussmischung 1 TL abnehmen, den Rest unter den Joghurt rühren. Den Joghurt

mit Salz, Pfeffer und Orangenschale würzen und in ein Glas mit Schraubdeckel füllen. Mit der beiseitegelegten Nussmischung bestreuen. Das Glas gut verschließen.

Tomaten-Rucola-Joghurt

Für 1 Portion: 150 g Naturjoghurt | 1 EL Ricotta oder Ziegenfrischkäse | 1 EL Olivenöl | 1 reife Tomate | 4 schwarze Oliven (mit Stein) | 6 Rucolablätter | Salz | Pfeffer | 1 TL weißer Aceto balsamico
Zubereitung 10 Minuten | Ca. 230 kcal | 8 g EW | 17 g F | 10 g KH

1 Den Joghurt mit Ricotta oder Ziegenfrischkäse und Olivenöl in einer Schüssel mit dem Schneebesen cremig rühren. Die Tomate waschen, halbieren, entkernen und in kleine Würfel schneiden. Das Olivenfleisch vom Stein schneiden und fein hacken. Den Rucola waschen, trocken schütteln und die harten Stiele abschneiden. Die Rucolablätter hacken.
2 Tomaten, Oliven und Rucola unter den Joghurt rühren. Den Joghurt mit Salz, Pfeffer und Essig würzen.

Büro-Tipp: Zum Mitnehmen den Joghurt in ein Twist-Off-Glas füllen, gut verschließen. Den Joghurt am Arbeitsplatz aus dem Glas löffeln.

Variante: Statt mit Joghurt können die Zutaten der jeweiligen Rezepte auch mit Dickmilch oder körnigem Frischkäse vermischt und aus dem Glas gelöffelt werden. Wer im Büro lieber einen Drink aus dem Glas schlürfen möchte, nimmt statt Joghurt am besten Kefir oder Buttermilch und einen dicken Trinkhalm anstelle eines Löffels.

Eiweiß zum Löffeln zwischendurch. Die Oliven schützen Leber und Galle, fördern die Verdauung und senken den Cholesterinspiegel.

Vorrats-Tipp: Besitzen Sie einen Joghurtbereiter? Dann können Sie herzhafte Joghurts gleich auf Vorrat produzieren. So geht's: Gehackte Tomaten, Oliven, Zwiebeln oder Nüsse etwa 2 cm hoch in die Gläser füllen. Nach Angabe des Herstellers mit der Joghurt-Milch-Mischung aufgießen. Deckel auflegen und die Gläser ins Gerät geben. Der Joghurt reift in 3 bis 6 Stunden.

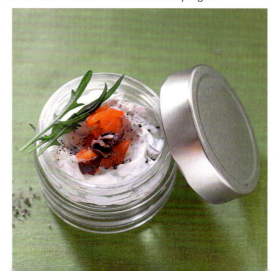

Grüne Drinks

So snacken, nämlich mit Know-how, ist absolut im Trend, weil gesund, lecker – und praktisch. Diese Drinks können Sie auch mit einer Extraportion Eiweiß versorgen – einfach einen Löffel Eiweißpulver (siehe Seite 76) unterrühren.

Buttermilch-Spinat-Drink

Für 1 Glas: 2 Händevoll Babyspinat (30 g) | 10 Pfefferminzblätter | 2 EL Limettensaft | 200 g Buttermilch | Salz | Pfeffer | 1 TL flüssiger Akazienhonig | eiskaltes Mineralwasser
Zubereitung 10 Minuten | Ca. 100 kcal | 8 g EW | 0 g F | 12 g KH

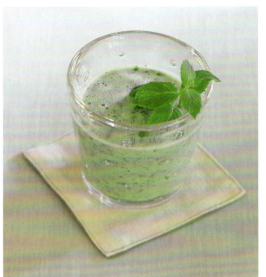

Grüne Drinks sind trendy. Der Spinat darin spendet das Anti-Stress-Paket Magnesium plus Vitamin B6, das stärkt die Nerven und beruhigt.

1 Den Spinat kurz waschen, verlesen, trocken schütteln und mit dem Messer grob hacken. Die Minze waschen, die Blätter von den Stielen zupfen und hacken.
2 Spinat, Minze und Limettensaft in den Mixer oder in einen hohen Rührbecher geben. Die Buttermilch dazugießen und alles auf höchster Stufe fein pürieren. Mit Salz und Pfeffer würzen. Den Honig dazugeben und kurz untermixen. Mit Mineralwasser auffüllen.

Zucchini-Basilikum-Smoothie

Für 1 Glas: 125 g Zucchini | 3 Stiele Basilikum | 150 g Naturjoghurt | Salz | Pfeffer | 2 TL weißer Aceto balsamico | 1 TL Olivenöl | 50 g Crushed Ice (siehe Tipp)
Zubereitung 10 Minuten | Ca. 140 kcal | 8 g EW | 8 g F | 12 g KH

1 Die Zucchini waschen, putzen und in kleine Würfel schneiden. Das Basilikum waschen und trocken schütteln, die Blätter abzupfen und fein hacken. Zucchini mit Basilikum, Joghurt, Salz, Pfeffer, Essig, Olivenöl und Crushed Ice im Mixer oder mit dem Pürierstab pürieren.

Tipp: Crushed Ice – zerstoßenes Eis – gelingt ganz einfach im Eis-Crusher. Darin werden Eiswürfel mit einer Handkurbel oder elektrisch per

Knopfdruck zermahlen. Wer keine Eismühle besitzt, wickelt die Eiswürfel in ein sauberes Tuch ein und zerschlägt die Würfel mit einem Hammer oder einem Fleischklopfer.

Avocado-Melisse-Smoothie

Für 1 Glas: 4 Stiele Zitronenmelisse | ¼ säuerlicher Apfel | ½ reife Avocado | 1 EL Limettensaft | 100 ml Kefir | 1 TL Agavendicksaft | 60 g Crushed Ice (siehe Tipp) | 5–6 EL kohlensäurearmes Mineralwasser
Zubereitung 10 Minuten | Ca. 200 kcal | 4 g EW | 15 g F | 12 g KH

1 Die Zitronenmelisse waschen und trocken schütteln, die Blätter abzupfen und grob hacken. Den Apfel waschen, entkernen, in schmale Spalten schneiden und diese grob zerkleinern.
2 Das Fruchtfleisch der Avocadohälfte mit einem Löffel aus der Schale heben, in den Mixer oder einen hohen Rührbecher geben. Apfel, Melisse, Limettensaft, Kefir, Agavendicksaft und Crushed Ice hinzufügen und alles pürieren. Mit Mineralwasser auffüllen.

Büro-Tipp: Den Drink Ihrer Wahl in einen Thermosbehälter füllen, den Behälter verschließen und den Drink vor dem Servieren gut schütteln. In ein großes Glas abgießen und mit einem dicken Trinkhalm genießen.

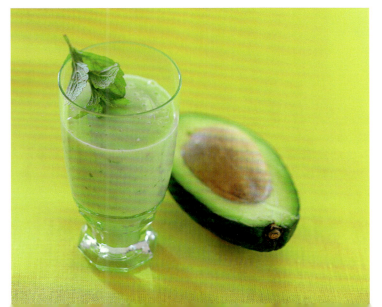

Avocado zum Schlürfen: Mit Vitamin B1, Magnesium und Kalium liefert die Avocado ein komplettes Anti-Stress-Programm.

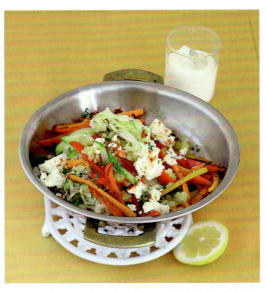

No Carb für Veggis

Das liebt Maxxl. Und Sie ganz sicher auch. Nur die Fettzellen rümpfen die Nase! Alles geht schnell, ist abwechslungsreich und schmeckt einfach nur gut! Auch ohne Beilage …

Gemüsepfanne mit Feta

Für 1 Portion: 150 g junge | Zucchini | 1 rote Paprikaschote | 1 kleine Möhre | 150 g Spitzkohl | 1 kleine Zwiebel | 1 Knoblauchzehe | 1 EL Olivenöl | 2 TL Gyrosgewürz | Salz | Pfeffer | 1 EL Zitronensaft | 60 g Schafskäse (Feta) | 2 EL Naturjoghurt
Zubereitung 25 Minuten | Ca. 350 kcal | 20 g EW | 21 g F | 18 g KH

Probieren Sie unbedingt diese fix gemachte Gemüsepfanne. Die rote Paprika mit ihrem Vitamin C stärkt die Leistungsfähigkeit.

1 Die Zucchini waschen und putzen. Die Paprikaschote vierteln, entkernen und waschen. Die Möhre putzen und schälen. Den Spitzkohl putzen und waschen. Das Gemüse in feine Streifen schneiden. Zwiebel und Knoblauch schälen und fein würfeln.

2 Das Olivenöl in einer beschichteten Pfanne erhitzen, die Zwiebel darin glasig dünsten. Paprika- und Möhrenstreifen dazugeben und unter Rühren bei mittlerer Hitze 2 bis 3 Minuten anbraten. Spitzkohl, Zucchini und Knoblauch hinzufügen und 2 bis 3 Minuten mitbraten. Das Gemüse mit Gyrosgewürz, Salz, Pfeffer und Zitronensaft würzen. Den Schafskäse grob zerbröckeln und über das Gemüse streuen. Die Gemüsepfanne mit Joghurt sofort servieren.

Grüner Spargel mit Tofu-Salsa

Für 1 Portion: 350 g grüner Spargel | ½ l Gemüsebrühe | 100 g Räuchertofu | 5 Radieschen | ¼ Bund Schnittlauch | 2 EL weißer Aceto balsamico | Salz Pfeffer | 2 EL Olivenöl | 2 Stiele Basilikum
Zubereitung 30 Minuten | Ca. 430 kcal | 26 g EW | 31 g F | 13 g KH

1 Den Spargel waschen und das untere holzige Ende der Stangen abschneiden. Die Spargelstangen im unteren Drittel schälen. Die Brühe in

einem Topf aufkochen. Den Spargel darin zugedeckt bei mittlerer Hitze in 5 bis 7 Minuten bissfest garen.
2 Inzwischen für die Salsa den Tofu klein würfeln. Die Radieschen waschen, putzen und in feine Stifte schneiden. Den Schnittlauch abbrausen, trocken schütteln und in feine Röllchen schneiden.
3 Essig, Salz, Pfeffer, 75 ml Spargelsud und Öl verquirlen. Tofu, Radieschen und Schnittlauch dazugeben und untermischen.
4 Das Basilikum waschen und trocken schütteln, die Blätter abzupfen. Den Spargel aus dem Sud heben, abtropfen lassen und auf einem Teller anrichten. Die Tofu-Salsa auf dem Spargel verteilen und mit den Basilikumblättern garnieren.

Gemüse-Frittata

Für 1 Portion: 2 TL Sonnenblumenkerne | 125 g Champignons | 2 Frühlingszwiebeln | 1 kleine rote Zwiebel | 1 Knoblauchzehe | 2 Eier (Größe L) | 3 EL Milch | Salz | Pfeffer | 1 EL gehackte Petersilie | 1 EL Olivenöl | 1 Tomate
Zubereitung 35 Minuten | Ca. 400 kcal | 22 g EW | 29 g F | 13 g KH

1 Die Sonnenblumenkerne in einer kleinen Pfanne ohne Fett goldbraun rösten, vom Herd nehmen und abkühlen lassen. Die Pilze putzen, abreiben und in dünne Scheiben schneiden. Die Frühlingszwiebeln putzen, waschen und in dünne Ringe schneiden. Zwiebel und Knoblauch schälen und fein würfeln. Eier, Milch, Salz, Pfeffer und Petersilie verquirlen.
2 Das Olivenöl in einer beschichteten Pfanne (20 cm Ø) erhitzen. Champignons und Frühlingszwiebeln darin unter Rühren etwa 3 Minuten anbraten, dabei mehrmals umrühren. Zwiebel und Knoblauch dazugeben und etwa 2 Minuten mitdünsten. Die Pilze salzen und pfeffern.
3 Die Eiermilch über das Gemüse gießen und zugedeckt bei mittlerer Hitze in 10 bis 12 Minuten stocken lassen. Die Frittata in Tortenstücke schneiden, anrichten und mit den Sonnenblumenkernen bestreuen. Die Tomate waschen, in Scheiben schneiden und daneben anrichten.

Man vergisst so oft, dass man sein Antistress-Eiweiß auch wunderbar mit Eiern tanken kann. Komisch, nicht wahr?

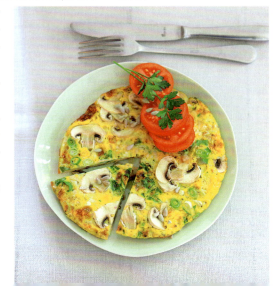

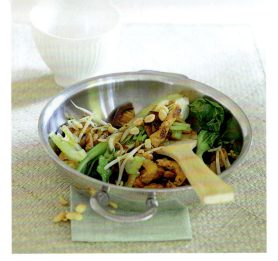

Für Wok-Fans: Viel Gemüse und etwas Fleisch in Streifen schnippeln und im Wok kurz braten. Scharf würzen. Fertig!

No Carb – Fleisch & Fisch aus der Pfanne

Daheim zubereiten. Maxxl damit füllen. Und im Büro ganz gemütlich gabeln. Fleisch, Geflügel, Fisch versorgen mit Eiweiß und B-Vitaminen. Beides entstresst.

Asia-Wok-Geschnetzeltes

Für 1 Portion: 100 g Kalbsschnitzel | ¼ TL Sambal oelek | 1 Stange Staudensellerie | 50 g Shiitakepilze | 1 kleine Staude Paksoi | 50 g frische Mungobohnensprossen | 1 kleine Zwiebel | 1 EL Erdnussöl | Salz | Pfeffer | 5 EL Gemüsebrühe | 1–2 EL Sojasauce | 1 EL ungesalzene Erdnusskerne
Zubereitung 25 Minuten | Ca. 310 kcal | 29 g EW | 17 g F | 11 g KH

1 Fleisch trocken tupfen, in Streifen schneiden und mit Sambal oelek mischen. Den Staudensellerie waschen, putzen und in dünne Scheiben schneiden. Pilze abreiben, die Stiele entfernen und die Kappen vierteln. Paksoi putzen, waschen, trocken schütteln und vierteln. Die Sprossen abbrausen, abtropfen lassen. Zwiebel schälen, halbieren und in dünne Streifen schneiden.
2 Öl in einem Wok erhitzen. Fleisch darin unter Rühren bei starker Hitze 1 bis 2 Minuten anbraten, herausnehmen, salzen, pfeffern.
3 Zwiebel ins Bratfett geben und bei mittlerer Hitze 1 bis 2 Minuten anbraten. Erst Staudensellerie und Pilze unter Rühren 2 bis 3 Minuten braten. Dann Paksoi, Sprossen, Brühe und Sojasauce hinzufügen und unter Rühren in 1 bis 2 Minuten fertig garen. Fleisch unterheben, 2 Minuten ziehen lassen. Erdnüsse grob hacken und darüberstreuen.

Putenpäckchen mit Apfel-Lauch-Gemüse

Für 1 Portion: 1 dünnes Putenschnitzel (etwa 130 g) | Pfeffer | 4 Salbeiblätter | 2 Scheiben Lachsschinken (ohne Fettrand) | 1 dünne Stange Lauch (200 g) | ½ säuerlicher Apfel | 1 ½ EL Rapsöl | 5 EL Gemüsebrühe | Salz | edelsüßes Paprikapulver | 2 TL frisch gehackter oder 1 TL getrockneter Majoran | 2 kleine Holzspieße
Zubereitung 25 Minuten | Ca. 390 kcal | 42 g EW | 20 g F | 10 g KH

1 Das Schnitzel waschen, trocken tupfen und quer halbieren. Die Hälften pfeffern und mit je 2 Salbeiblättern belegen. Jede Schnitzelhälfte zur Hälfte zusammenklappen, mit je 1 Scheibe Lachsschinken umwickeln und mit je 1 Holzspießchen feststecken.
2 Den Lauch putzen, waschen und in etwa 1 cm dicke Ringe schneiden. Die Apfelhälfte halbieren, entkernen und in schmale Spalten schneiden. ½ EL Öl in einer beschichteten Pfanne erhitzen. Lauch und Apfel dazugeben und bei mittlerer Hitze etwa 4 Minuten anbraten. Mit Brühe ablöschen und zugedeckt weitere 4 Minuten dünsten. Mit Salz, Pfeffer, Paprikapulver und Majoran würzen.
3 Das übrige Öl in einer beschichteten Pfanne erhitzen. Die Putenpäckchen hineingeben und bei mittlerer Hitze von jeder Seite etwa 3 Minuten braten. Mit dem Apfel-Lauch-Gemüse servieren.

Lachs-Kohlrabi-Pfanne mit Senf
Für 1 Portion: 150 g Lachsfilet (ohne Haut) | Salz | Pfeffer | 1 zarter Kohlrabi | 1 Schalotte | 30 g TK-Erbsen | 1 EL Olivenöl | 6 EL Gemüsebrühe | 4 EL Sojacreme | 2 TL körniger Senf | 1 Handvoll Kerbel
Zubereitung 30 Minuten | Ca. 590 kcal | 39 g EW | 39 g F | 13 g KH

In Regionen, wo viel Fisch gegessen wird, sind die Menschen seltener depressiv. Genießen Sie ruhig öfters Lachs wie diesen.

1 Lachsfilet abbrausen, trocken tupfen und in mundgerechte Stücke schneiden, salzen und pfeffern. Kohlrabi putzen, schälen und 1,5 cm groß würfeln. Schalotte schälen und würfeln. Erbsen antauen lassen.
2 Das Olivenöl in einer beschichteten Pfanne erhitzen. Den Lachs darin von jeder Seite 2 bis 3 Minuten braten. Den Lachs herausnehmen und warm halten. Schalotte und Kohlrabi in dieselbe Pfanne geben und bei mittlerer Hitze etwa 3 Minuten andünsten. Brühe und Sojacreme dazugießen, bei schwacher Hitze unter gelegentlichem Rühren etwa 5 Minuten kochen lassen. Den Senf unterrühren. Lachs und Erbsen in die Pfanne geben und zugedeckt 2 bis 3 Minuten ziehen lassen.
3 Inzwischen den Kerbel waschen, trocken schütteln, verlesen und grob hacken. Die Fischpfanne salzen, pfeffern und mit Kerbel bestreut servieren.

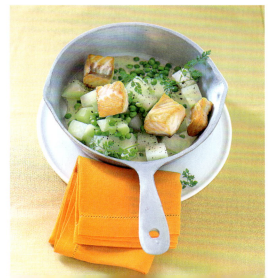

Heute schon gewrapt?

Die anschmiegsame Teigrolle hüllt sich um Gemüse, Käse, Lachs und Hähnchen. Das ideale Päckchen auf die Hand ... Dann zubereiten, wenn Zeit ist. Wenn keine Zeit ist, genießen!

Vollkorn-Wraps (Grundrezept)
Für 6 Stück (22 cm Ø): 125 g Dinkel-Vollkornmehl | 125 g Dinkelmehl (Type 1050) | 1 TL Meersalz | 100 ml Sojacreme | Vollkornmehl zum Arbeiten
Zubereitung 45 Minuten | Ruhezeit 45 Minuten
Pro Stück Ca. 170 kcal, 6 g EW, 4 g F, 27 g KH

1 Beide Mehlsorten mit Salz, Sojacreme und 50 ml lauwarmem Wasser mit den Quirlen des Handrührgeräts verrühren, auf einer bemehlten Arbeitsfläche mit den Händen zu einem geschmeidigen Teig verarbeiten. Den Teig in 6 kleine Kugeln teilen und zugedeckt 45 Minuten ruhen lassen.
2 Die Kugeln dünn ausrollen und in einer beschichteten Pfanne bei mittlerer Hitze ohne Fett 2 bis 3 Minuten von jeder Seite bräunen.
3 Die Wraps noch lauwarm füllen (siehe folgende Rezepte) oder abgekühlt mit Pergamentpapier übereinanderstapeln und einfrieren.

... mit Gemüse und Frischkäse
Für 1 Portion: 1 hart gekochtes Ei (Größe L) pellen und hacken. Mit 100 g körnigem Frischkäse und 1 EL Schnittlauchröllchen mischen. Mit Salz, Pfeffer und ½ TL edelsüßem Paprikapulver würzen. ½ Mini-Gurke (60 g) waschen, abtrocknen, längs halbieren und entkernen. Die Hälften in etwa 5 cm lange Streifen schneiden. 1 Tomate waschen, vierteln, entkernen und in Streifen schneiden. 1 Vollkorn-Wrap (Rezept oben) im Ofen bei 150° (Umluft 130°) oder in der Pfanne kurz erwärmen. Mit dem Frischkäse-Mix bestreichen. Gurken- und Tomatenstreifen darauflegen. Den Teigfladen zu einer Tüte fest aufrollen. Das untere Ende in Frischhaltefolie oder Pergamentpapier wickeln.
Zubereitung 20 Minuten | Ca. 200 kcal | 23 g EW | 8 g F | 10 g KH

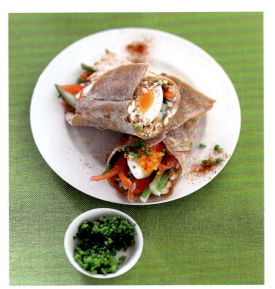

Superlecker und aus der Hand: hauchdünner Veggi-Wrap mit Ei, Frischkäse und Gemüse.

... mit scharfem Asia-Hähnchen

Für 1 Portion: 2 EL Naturjoghurt mit 1 EL Erdnussbutter, 1 TL Limettensaft, Salz und Pfeffer verrühren. 3 Stiele Koriandergrün waschen, trocken schütteln, die Blätter abzupfen. Die Hälfte hacken und unter die Sauce rühren. 100 g Hähnchenbrustfilet abbrausen, trocken tupfen und in ½ cm breite Streifen schneiden. 1 kleine rote Spitzpaprika halbieren, entkernen, waschen und in feine Streifen schneiden. 1 Frühlingszwiebel putzen, waschen und in Ringe schneiden. 1 EL Öl in einer Pfanne stark erhitzen. Fleisch darin bei mittlerer Hitze rundherum 3 Minuten anbraten. Paprikastreifen und Zwiebelringe dazugeben, unter Rühren weitere 2 Minuten braten. Alles mit Sojasauce und Chilisauce würzen, offen kurz einkochen lassen. Die Pfanne vom Herd nehmen. 1 Vollkorn-Wrap (Rezept Seite 110) im Ofen bei 150° (Umluft 130°) oder in einer Pfanne kurz erwärmen. Mit Erdnusssauce bestreichen. Die Fleischmischung darauf verteilen und mit übrigem Koriandergrün bestreuen. Den Teigfladen aufrollen.
Zubereitung 30 Minuten | Ca. 195 kcal | 25 g EW | 4 g F | 12 g KH

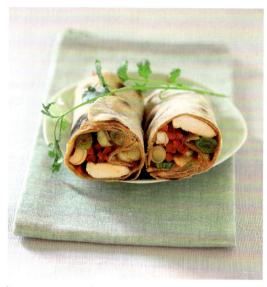

Wer es lieber asiatisch mag, genießt den Teigfladen mit einer scharfen Hähnchen-Paprika-Füllung.

... mit Spinat und Räucherlachs

Für 1 Portion: 2 TL Pinienkerne in einer Pfanne ohne Fett rösten und abkühlen lassen. 2 EL Frischkäse (Halbfettstufe), ½ TL Dijon-Senf und 1 TL Zitronensaft verrühren. Mit Salz und Pfeffer würzen. 1 Handvoll Babyspinat (20 g) verlesen, waschen, trocken schütteln und die groben Stiele entfernen. 50 g Räucherlachs (in dünnen Scheiben) in breite Streifen schneiden. 1 Vollkorn-Wrap (Rezept Seite 110) im Ofen bei 150° (Umluft 130°) oder in einer Pfanne kurz erwärmen. Mit Senfcreme bestreichen. Spinat und Lachs darauflegen. Die Pinienkernen darüberstreuen. Den Teigfladen aufrollen.
Zubereitung 20 Minuten | Ca. 230 kcal | 15 g EW | 14 g F | 8 g KH

Variante: 50 g aufgetauten TK-Blattspinat (ausgedrückt und gehackt) oder 2 bis 3 EL Tomatenmark unter den Wrapteig mischen.

Wunderbare Carbs ...

Unkompliziert und sooooo lecker! Mit der 1:2:3-Formel superglyxlich. Kommt mit dem Maxxl ins Büro, liebt die Familie am Abend. Alles schmeckt mit Pasta, Zartweizen, 10-Minuten-Naturreis oder vorgegartem Dinkel.

Tomaten-Lauch-Hackfleisch-Ragout

Für 1 Portion: 40 g Zartweizen (z. B. Ebly-Weizen oder Spaghetti, Naturreis, vorgegarter Dinkel) | Salz | 1 dünne Stange Lauch | ½ rote Paprikaschote | 1 Knoblauchzehe | ½ EL Olivenöl | 100 g Tatar (Beefsteakhackfleisch) | 200 g stückige Tomaten (Dose) | ½ TL getrockneter Thymian | 50 ml Hühnerbrühe | frisch gemahlener Pfeffer | 2 EL frisch geriebener Parmesan
Zubereitung 30 Minuten | Ca. 500 kcal | 36 g EW | 21 g F | 41 g KH

1 Den Zartweizen in kochendem Salzwasser nach Packungsangabe in 10 Minuten bissfest garen, dann abgießen und abtropfen lassen.
2 Inzwischen den Lauch putzen, längs aufschneiden, waschen und in dünne Halbringe schneiden. Paprikahälfte entkernen, waschen und in feine Würfel schneiden. Den Knoblauch schälen und fein hacken.
3 Das Öl in einer beschichteten Pfanne erhitzen. Das Hackfleisch darin unter Rühren in 2 bis 3 Minuten krümelig braten. Paprikawürfel, Lauch und Knoblauch dazugeben und weitere 3 Minuten mitbraten. Tomaten und Thymian unterrühren. Die Brühe dazugießen und alles zugedeckt 5 Minuten schmoren. Mit Salz und Pfeffer würzen. Mit dem Weizen und Parmesan bestreut servieren.

Haben Sie Pasta schon mal durch Dinkel ersetzt? Ein Erlebnis. Mit Garnelen ein ganz besonderer Genuss.

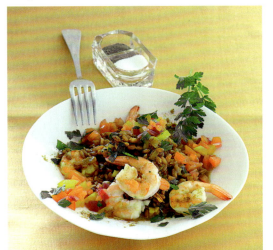

Dinkel-Gemüse-Curry mit Garnelen

Für 1 Portion: 2 reife Tomaten | 1 kleine Möhre (50 g) | 1 kleine gelbe Paprikaschote | 1 kleine rote Zwiebel | 1 EL Olivenöl | 50 g vorgegarte Dinkelkörner (z. B. »Dinkel wie Reis« oder Kurzzeit-Naturreis, Ebly-Weizen) | Salz | Pfeffer | 1 TL scharfes Currypulver | 150 ml Gemüsebrühe | 75 g gegarte geschälte Garnelen (Kühlregal) | 3 Stiele Petersilie

Zubereitung 30 Minuten | Ca. 360 kcal |
21 g EW | 12 g F | 41 g KH

1 Tomaten waschen, vierteln, entkernen und klein würfeln. Möhre putzen und schälen. Paprikaschote vierteln, entkernen und waschen. Zwiebel schälen. Möhre, Paprika und Zwiebel fein würfeln.
2 Öl in einem Topf erhitzen. Zwiebel, Möhre und Paprika darin bei mittlerer Hitze 3 Minuten andünsten. Dinkel dazugeben und 2 Minuten mitdünsten. Mit Salz, Pfeffer und Currypulver würzen. Tomaten dazugeben, mit Brühe auffüllen und aufkochen. Zugedeckt bei schwacher Hitze 10 bis 12 Minuten quellen lassen.
3 Garnelen abtropfen lassen. Petersilie waschen, trocken schütteln und grob hacken. Dinkel-Gemüse auflockern, Garnelen und Petersilie untermischen. Das Curry mit Salz und Pfeffer würzen.

TIPP
Man kennt Nudeln, Kartoffeln, Reis … Aber Zartweizen? Dinkel? Beide bringen Abwechslung! Und Schnelligkeit in die Küche. Den nussigen Zartweizen gibt's sogar im Kochbeutel, er ist in 10 Minuten gar. »Dinkel wie Reis« sind entspelzte und geschliffene Dinkelkörner. Sie müssen nicht eingeweicht werden, man kann sie wie Reis kochen. Nach 10 bis 12 Minuten sind sie locker und körnig.

Brokkoli-Orecchiette mit Mozzarella

Für 1 Portion: 50 g Orecchiette (oder Ebly-Weizen, Kurzzeit-Naturreis, »Dinkel wie Reis«) | Salz | 200 g TK-Brokkoliröschen | 100 g Kirschtomaten | 75 g Mini-Mozzarellakugeln | 3 Stiele Basilikum | 1 EL Pinienkerne | 1 EL Olivenöl | Pfeffer
Zubereitung 25 Minuten | Ca. 550 kcal | 28 g EW | 31 g F | 41 g KH

1 Die Nudeln in 1 l kochendem Salzwasser in etwa 10 Minuten bissfest garen. Die unaufgetauten Brokkoliröschen nach 7 Minuten Garzeit zu den Nudeln geben, aufkochen und 3 Minuten mitgaren. Nudeln und Brokkoli abgießen und kurz abtropfen lassen.
2 Inzwischen Tomaten waschen und halbieren, Mozzarellakugeln abtropfen lassen. Basilikum waschen, trocken schütteln und hacken. Die Pinienkerne in einer Pfanne ohne Fett goldbraun rösten. Brokkolinudeln, Olivenöl, Tomaten, Mozzarella und Basilikum untermischen, alles salzen und pfeffern.

Brokkoli versorgt Sie auf köstliche Art mit Folsäure für mehr Dopamin und Noradrenalin: Botenstoffe der guten Gefühle.

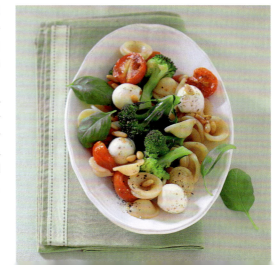

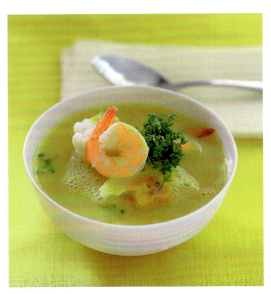

Eine unglaublich leckere Art, seinen Eiweißhaushalt ohne Kalorien aufzustocken: Blumenkohlsuppe mit Garnelen.

Nix für Suppenkasper

Wer gesund löffeln, entstressen und abnehmen will, der wählt: Suppe. Immer mal wieder. Nichts ist netter zur Seele und frecher zur Fettzelle. Alles No Carb.

Blumenkohlsuppe mit Garnelen

Für 1 Portion: 1 haselnussgroßes Stück frischer Ingwer | 1 Schalotte | 200 g Blumenkohlröschen | 250 ml Gemüsebrühe | ½ EL Rapsöl | 1 TL scharfes Currypulver | 80 g rohe geschälte Garnelen | Salz | Pfeffer | 5 EL ungesüßte Kokosmilch (Dose) | 1–2 TL Limettensaft | 2 Büschel Gartenkresse
Zubereitung 35 Minuten | Ca. 190 kcal | 21 g EW | 7 g F | 9 g KH

1 Ingwer und Schalotte schälen und fein würfeln. Den Blumenkohl waschen und in kleine Röschen schneiden. Die Brühe erhitzen.
2 Das Öl in einem Topf erhitzen. Ingwer und Schalotte darin bei mittlerer Hitze 1 bis 2 Minuten dünsten. Das Currypulver darüberstreuen. Die heiße Brühe dazugießen, aufkochen und bei schwacher Hitze 5 Minuten köcheln lassen. Den Blumenkohl dazugeben und weitere 10 Minuten köcheln lassen.
3 Die Garnelen abbrausen und trocken tupfen, salzen und pfeffern. Einige Blumenkohlröschen aus der Suppe nehmen und warm halten. Übrigen Blumenkohl mit dem Pürierstab fein pürieren. Kokosmilch und Garnelen in die Suppe geben, aufkochen und in 3 Minuten garen. Den beiseitegelegten Blumenkohl in die Suppe geben. Mit Salz, Pfeffer und Limettensaft würzen. Mit Kresse bestreut servieren.

Tomatensuppe mit Ricottanocken

Für 1 Portion: 125 g Ricotta | 6 Blätter Basilikum | Salz Pfeffer | 1 Schalotte | 1 kleine Knoblauchzehe | 300 g reife Tomaten | ½ EL Olivenöl | 2 TL Tomatenmark | 150 ml Gemüsebrühe
Zubereitung 30 Minuten | Ca. 350 kcal | 16 g EW | 25 g F | 13 g KH

1 Ricotta in ein Küchentuch geben und fest ausdrücken. 3 Basilikumblätter fein hacken, unter den Ricotta mischen, mit Salz und Pfeffer würzen. Die Masse mit zwei angefeuchteten Teelöffeln zu Nocken formen. Die Nocken kalt stellen.
2 Schalotte und Knoblauch schälen und fein würfeln. Die Tomaten überbrühen, kalt abschrecken, häuten und grob würfeln.
3 Das Öl in einem Topf erhitzen. Schalotte und Knoblauch darin 2 bis 3 Minuten braten. Das Tomatenmark dazugeben und kurz mitbraten. Tomaten und Brühe dazugeben, zugedeckt bei schwacher Hitze 15 Minuten köcheln lassen. Die Suppe fein pürieren, salzen, pfeffern und anrichten. Die Ricottanocken daraufgeben.

Gemüsesuppe mit Hähnchenfilet

Für 1 Portion: 1–2 Mangoldblätter (100 g) | 100 g Zucchini | 100 g grüne TK-Bohnen | 1 kleine Zwiebel | 1 Knoblauchzehe | 75 g Kirschtomaten | 1 EL Olivenöl | ½ TL rosenscharfes Paprikapulver | 300 ml Gemüsebrühe | 125 g Hähnchenbrustfilet | Salz | Pfeffer
Zubereitung 25 Minuten | Ca. 295 kcal | 38 g EW | 10 g F | 13 g KH

Auch Gemüse hat Kohlenhydrate. Diese zählen aber nicht, weil sie GLYX-niedrig sind. Darum ist diese Suppe »No Carb«.

1 Mangold und Zucchini putzen und waschen. Die Mangoldstiele in feine Scheiben schneiden, die Blätter grob hacken. Zucchini 1 cm groß würfeln. Die Bohnen antauen lassen. Zwiebel und Knoblauch schälen und fein würfeln. Die Tomaten waschen und halbieren.
2 Das Öl in einem Topf erhitzen. Zwiebel, Knoblauch und Mangoldstiele darin 1 bis 2 Minuten dünsten. Zucchini und Bohnen dazugeben und etwa 2 Minuten mitdünsten. Mit Paprikapulver bestreuen, die Brühe dazugießen und aufkochen. Das Gemüse in 5 Minuten garen.
3 Inzwischen das Hähnchenbrustfilet waschen, trocken tupfen und in dünne Scheiben schneiden, salzen und pfeffern. Die Hähnchenstreifen, gehackte Mangoldblätter und Kirschtomaten in die Suppe geben und alles zugedeckt bei schwacher Hitze 5 bis 7 Minuten ziehen lassen.

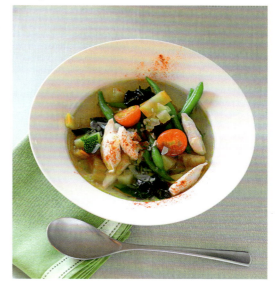

Glück braucht nur einen Topf …

Eintöpfe sind en vogue. Schnell gezaubert – und so lecker, dass alle mitlöffeln wollen. Und nix kann man einfacher im Riesentopf kochen und portionsweise einfrieren!

Linseneintopf mit Tofu

Für 1 Portion: 100 g Räuchertofu | 1 kleine Möhre | 1 kleine Zwiebel | 1 kleine Knoblauchzehe | 1 EL Olivenöl | 1 TL Chilipulver (Gewürzmischung) | 125 g braune Linsen (Dose) | 100 ml Gemüsesaft | 200 ml Gemüsebrühe | 1 kleine Birne | 1–2 EL Zitronensaft | Salz | Pfeffer | 3 Stiele Petersilie
Zubereitung 25 Minuten | Ca. 475 kcal | 31 g EW | 21 g F | 41 g KH

HÜLSENFRÜCHTE
Linsen und Bohnen enthalten Tryptophan, eine Aminosäure, und liefern die Kohlenhydrate gleich mit, die das Gehirn zum Serotoninbasteln braucht.

1 Tofu in 1 ½ cm große Würfel schneiden. Möhre, Zwiebel und Knoblauch schälen und in feine Würfel schneiden.

2 Das Öl in einem Topf erhitzen. Möhre, Zwiebel und Knoblauch darin bei mittlerer Hitze in 3 Minuten glasig dünsten. Tofu und Chilipulver dazugeben und 1 Minute mitbraten. Die Linsen abtropfen lassen und hinzufügen. Gemüsesaft und Brühe dazugießen, aufkochen und alles bei mittlerer Hitze 5 Minuten kochen lassen.

3 Inzwischen die Birne schälen und erst in Viertel schneiden. Die Birnenviertel dann entkernen und in Stücke schneiden. Birnenstücke in die Suppe geben und zugedeckt 5 Minuten ziehen lassen. Mit Zitronensaft, Salz und Pfeffer würzen. Die Petersilie waschen, trocken schütteln, grob hacken und darüberstreuen.

Thai-Putentopf mit Sojanudeln

Für 1 Portion: 30 g Sojaspaghetti | Salz | 125 g Putenbrustfilet | 1 haselnussgroßes Stück frischer Ingwer | 1 EL Rapsöl | 2 TL rote Thai-Currypaste | 300 ml Hühnerbrühe | 75 ml ungesüßte Kokosmilch (Dose) | 50 g Shiitakepilze | 2 Frühlingszwiebeln | 5 Kirschtomaten | 1 EL Limettensaft
Zubereitung 30 Minuten | Ca. 420 kcal | 48 g EW | 15 g F | 22 g KH

1 Die Nudeln nach Packungsangabe in Salzwasser bissfest garen, dann in ein Sieb abgießen und abtropfen lassen.

2 Inzwischen das Fleisch abbrausen, trocken tupfen und in Scheibchen schneiden. Ingwer schälen und in feine Streifen schneiden. Öl in einem Topf erhitzen. Ingwer und Currypaste darin unter Rühren 1 Minute anschwitzen, Fleisch zugeben. Mit Brühe und Kokosmilch aufgießen, aufkochen und zugedeckt bei mittlerer Hitze 5 Minuten kochen lassen.
3 Inzwischen die Pilze putzen, Stiele entfernen und die Kappen halbieren. Frühlingszwiebeln putzen, waschen und schräg in 2 cm breite Stücke schneiden. Beides in den Topf geben und bei mittlerer Hitze 5 Minuten mitgaren. Tomaten waschen, mit den Nudeln hinzufügen und kurz erwärmen. Eintopf mit Limettensaft und Salz abschmecken.

Paprika-Fischtopf

Für 1 Portion: 1 orange Paprikaschote | 1 Stange Staudensellerie | 1 festkochende Kartoffel (75 g) | 1 große Tomate | 1 kleine Zwiebel | 1 Knoblauchzehe | 1 kleine rote Chilischote | 1 EL Olivenöl | Salz | Pfeffer | 300 ml Gemüsebrühe | 150 g Kabeljaufilet | 2 TL Zitronensaft | 4 Dillzweige | 1 EL saure Sahne
Zubereitung 35 Minuten | Ca. 320 kcal | 31 g EW | 13 g F | 20 g KH

1 Paprikaschote vierteln, entkernen, waschen und 1 cm groß würfeln. Staudensellerie putzen, waschen und in Scheiben schneiden. Kartoffel schälen und klein würfeln. Tomate waschen, achteln und entkernen. Zwiebel und Knoblauch schälen und fein würfeln. Chilischote längs aufschneiden, entkernen, waschen und hacken.
2 Öl erhitzen. Zwiebel, Knoblauch, Paprikawürfel und Staudensellerie darin unter Rühren bei mittlerer Hitze 4 bis 5 Minuten anbraten. Tomaten und Chili dazugeben und 1 Minute mitdünsten, salzen und pfeffern. Die Brühe dazugießen, Kartoffeln hinzufügen und 10 Minuten köcheln lassen.
3 Fischfilet abbrausen, trocken tupfen und in mundgerechte Stücke schneiden. Den Fisch in den Topf geben und zugedeckt 5 Minuten ziehen lassen. Eintopf mit Salz, Pfeffer und Zitronensaft würzen. Dill waschen, trocken schütteln und grob hacken. Mit saurer Sahne auf den Eintopf geben.

Die Chilischote gibt dem Eintopf Schärfe (Capsaicin). Darauf reagiert der Körper mit beruhigenden Schmerzkillern, den Endorphinen.

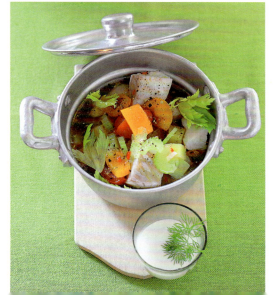

XXL-Salate

Die sind so richtig zum Sattessen. Und bringen mit Bulgur und Glasnudeln Abwechslung in die GLYX-Küche. Das Dressing erst kurz vor dem Essen untermischen!

Scharfer Glasnudelsalat mit Hühnerstreifen

Für 1 Portion: 40 g breite Glasnudeln | Salz | 100 g Hähnchen-brust-Aufschnitt | 1 kleine Möhre | 1 Bio-Minigurke | 1 Schalotte | 1–2 EL Sojasauce | 1 EL Limettensaft | 2 TL Sesamöl | ½ –1 TL Sambal oelek | 2–3 Stiele Koriandergrün | 1 EL Cashewnusskerne | 2–3 Blätter Kopfsalat
Zubereitung 20 Minuten | Ca. 300 kcal | 25 g EW | 7 g F | 35 g KH

1 Glasnudeln nach Packungsangabe in Salzwasser garen, dann abgießen, abtropfen lassen und mit einer Schere grob zerschneiden.
2 Hähnchenbrust-Aufschnitt in 1 cm breite Streifen schneiden. Möhre putzen, schälen und in feine Streifen schneiden. Gurke waschen, abtrocknen, längs halbieren, entkernen, ebenfalls in Streifen schneiden. Schalotte schälen, halbieren und in feine Streifen schneiden.
3 Sojasauce, Limettensaft, Sesamöl und Sambal oelek in einer Schüssel verrühren. Glasnudeln, Aufschnittstreifen, Möhre, Gurke und Schalotte in der Marinade wenden. Koriandergrün waschen, trocken schütteln, die Blätter abzupfen. Cashewnusskerne grob hacken und beides unter den Salat heben. Auf den Salatblättern anrichten.

Bulgursalat mit Feta

Für 1 Portion: 125 ml Gemüsebrühe | ½ TL rosenscharfes Paprika-pulver | 40 g Bulgur | 2 Tomaten | 1 kleine gelbe Spitzpaprika | 2 Frühlingszwiebeln | 60 g Schafskäse (Feta) | 1 ½ EL Zitronensaft | Salz | Pfeffer | 1 EL Olivenöl | ½ EL Walnussöl | 3–4 Stiele Dill
Zubereitung 20 Minuten | Ca. 420 kcal | 22 g EW | 20 g F | 37 g KH

1 Die Brühe mit dem Paprikapulver in einen Topf geben, verrühren und aufkochen. Den Bulgur einrühren und nach Packungsangabe zugedeckt bei schwacher Hitze 10 Minuten quellen lassen. Dann den Bulgur mit einer Gabel auflockern und offen 10 Minuten ausdampfen lassen.

2 Inzwischen die Tomaten waschen, vierteln, entkernen und in kleine Würfel schneiden. Spitzpaprika halbieren, entkernen, waschen und ebenfalls in kleine Würfel schneiden. Frühlingszwiebeln putzen, waschen und in feine Ringe schneiden. Den Schafskäse zerbröckeln. Tomaten, Spitzpaprika, Frühlingszwiebeln und Käse mit dem Bulgur mischen. Den Salat in eine Frischhaltebox geben.
3 Zitronensaft, Salz, Pfeffer, Oliven- und Walnussöl verrühren, über die Bulgur-Mischung gießen und unterrühren. Den Dill waschen und trocken schütteln, die Dillspitzen abzupfen und unterheben.

Salat mit Ei und Buttermilchdressing

Für 1 Portion: 100 g Buttermilch | 2 EL Naturjoghurt | 2 TL Apfelessig | Salz | Pfeffer | 1 EL Rapsöl | 1 Ei | 125 g gemischte Salatblätter (z. B. Eichblatt, Rucola, Kopfsalat) | 50 g Zuckerschoten | 4 Radieschen | 1 Handvoll Radieschensprossen | 1 EL Sonnenblumenkerne
Zubereitung 20 Minuten | Ca. 315 kcal | 16 g EW | 22 g F | 12 g KH

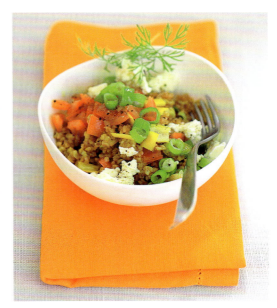

Mal was anderes ausprobieren? Supergesund und turbolecker: GLYX-Salat mit Bulgur, Schafskäse, Tomaten und Spitzpaprika.

1 Buttermilch, Joghurt, Essig, Salz, Pfeffer und Öl in ein Schraubglas geben. Das Glas mit dem Deckel verschließen und kräftig schütteln.
2 Das Ei in 10 Minuten hart kochen, dann abschrecken. Inzwischen die Salatblätter verlesen, waschen und trocken schleudern. Zuckerschoten putzen und in Salzwasser 1 Minute blanchieren, dann abgießen und abtropfen lassen. Radieschen putzen, waschen und in dünne Scheiben schneiden. Sprossen abbrausen und abtropfen lassen.
3 Salat, Zuckerschoten, Radieschen und Sprossen mischen und anrichten. Mit dem Dressing überziehen und mit den Sonnenblumenkernen bestreuen. Ei pellen, in Spalten schneiden und dazulegen.

Tipp: Mehrere Sorten, am besten feste Freilandware, z. B. Kopf-, Romana-, Feldsalat, Endivie, Radicchio und Rucola, nehmen. Die Blätter waschen, trocken schleudern, grob zerzupfen und locker in Frischhaltebeutel verpacken. Hält sich im Gemüsefach 2 bis 3 Tage.

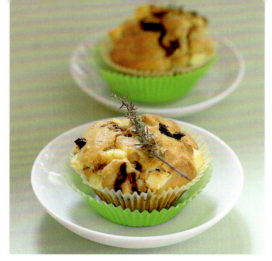

Viele, viele bunte Muffins

Es muss nicht immer Schokolade sein! Herzhaft – mit Käse und Kräutern – sind sie ideale Wegbegleiter und schmecken lecker. Und mit einem Salat ein vollwertiges GLYX-mobil-Essen.

Tomaten-Feta-Muffins

Für 12 Stück: 125 g Weizen-Vollkornmehl | 125 g Weizenmehl (Type 550) | 3 TL Weinstein-Backpulver | ½ TL Meersalz | 4 Eier (Größe M) | 80 ml Milch | 150 g Naturjoghurt | 50 ml Olivenöl | 100 g getrocknete Tomaten (in Öl) | 200 g Schafskäse (Feta) | 1 EL frisch gehackter Thymian (oder 2 TL getrockneter Thymian) | Öl oder 12 Papierbackförmchen für ein 12er-Muffinblech
Zubereitung 20 Minuten | Backen 20–25 Minuten
Pro Stück ca. 220 kcal, 8 g EW, 14 g F, 15 g KH

Vorsicht Suchtgefahr! Wer diese Tomaten-Feta-Muffins einmal probiert hat, will sie immer wieder haben.

1 Den Backofen auf 180° vorheizen. Die Mulden des Muffinsblechs einfetten oder mit Papierbackförmchen auslegen. Beide Mehlsorten, Backpulver und Salz mischen. Eier, Milch, Joghurt und Öl dazugeben und mit den Quirlen des Handrührgeräts verrühren.
2 Die Tomaten abtropfen lassen und in Streifen schneiden. Den Käse klein würfeln. Die Tomaten und den Schafskäse mit dem Thymian unter den Teig mischen.
3 Den Teig einfüllen. Im Backofen (Mitte, Umluft 160°) 20 bis 25 Minuten backen. Die Muffins herausnehmen, auf einem Kuchengitter abkühlen lassen und aus der Form nehmen.

Zucchini-Käse-Muffins

Für 12 Stück: 150 g Zucchini | 100 g Bergkäse | 50 g gehackte Walnüsse | 100 g Weizen-Vollkornmehl | 75 g Weizenmehl (Type 550) | 3 TL Weinstein-Backpulver | Meersalz | 1 Ei (Größe M) | 125 ml Olivenöl | 200 g Buttermilch | Pfeffer | 2 TL rosenscharfes Paprikapulver | Öl oder 12 Papierbackförmchen für ein 12er-Muffinblech
Zubereitung 30 Minuten | Backen 25–30 Minuten
Pro Stück Ca. 230 kcal, 6 g EW, 17 g F, 12 g KH

1 Den Backofen auf 180° vorheizen. Das Mulden des Muffinblechs einfetten oder mit Papierbackförmchen auslegen. Zucchini waschen, putzen und grob raspeln, dann zwischen mehreren Lagen Küchenpapier gut ausdrücken. Den Bergkäse grob raspeln. Die Nüsse in einer Pfanne ohne Fett goldbraun rösten und abkühlen lassen.
2 Beide Mehlsorten, Backpulver und ½ TL Salz mischen. Ei, Olivenöl und Buttermilch kurz unterrühren. Käse, Walnüsse und Zucchini unterheben. Mit Salz, Pfeffer und Paprikapulver würzen.
3 Den Teig einfüllen. Im Backofen (unten, Umluft 160°) 25 bis 30 Minuten backen. Die Muffins herausnehmen, auf einem Kuchengitter abkühlen lassen und aus der Form nehmen.

Sauerkirsch-Muffins mit Mandeln

Für 12 Stück: 30 g gehackte Mandeln | 250 g TK-Sauerkirschen (entsteint) | 140 g Dinkelmehl (Type 630) | 100 g Dinkel-Vollkornmehl | 2 TL Weinstein-Backpulver | 1 Prise Salz | 125 g Rohrohrzucker | 2 Eier (Größe M) | 100 ml Rapsöl | 200 g Buttermilch | Öl oder 12 Papierbackförmchen für ein 12er-Muffinblech
Zubereitung 25 Minuten | Backen 25 Minuten
Pro Stück ca. 240 kcal, 5 g EW, 12 g F, 26 g KH

1 Mandeln in einer Pfanne ohne Fett goldbraun rösten und abkühlen lassen. Kirschen mit 1 EL Dinkelmehl (Type 630) mischen.
2 Den Backofen auf 180° vorheizen. Die Mulden des Muffinblechs einfetten oder mit den Papierbackförmchen auslegen. Vollkornmehl und übriges Dinkelmehl (Type 630) mit dem Backpulver und Salz vermischen.
3 Zucker mit Eiern und Öl mit den Quirlen des Handrührgeräts cremig schlagen. Die Buttermilch unterziehen und die Mehlmischung zügig unterheben. Die Kirschmischung und 20 g Mandeln vorsichtig unter den Teig heben. Den Teig einfüllen, mit den übrigen Mandeln bestreuen. Im Backofen (Mitte, Umluft 160°) 25 Minuten backen. Muffins herausnehmen, auf einem Kuchengitter abkühlen lassen und aus der Form nehmen.

Mandeln stecken im Teig und liegen obendrauf. Nach einer neuen Studie helfen sie bei der Blutzuckerregulation und halten lang satt.

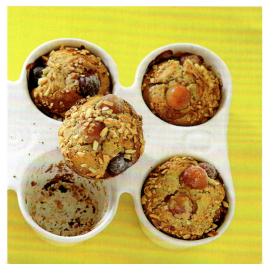

Bücher, die weiterhelfen

MEHR VON MARION GRILLPARZER AUS DEM GRÄFE UND UNZER VERLAG

Die neue GLYX-Diät. Abnehmen mit Glücks-Gefühl

Hey Heißhunger, ab jetzt bin ich der Boss!

33 Magische Suppen

GLYX-Kompass. Mit über 800 Lebensmitteln

GU-Kompass: Meine GLYX-Zahlen. Über 900 Lebensmittel mit Nährwerten

mit Martina Kittler:
GLYX-Diät. Das Kochbuch

mit Martina Kittler:
GLYX, schnelle Rezepte

mit Martina Kittler und Christa Schmedes
Das große GLYX-Kochbuch

Fatburner. So einfach schmilzt das Fett weg

Mini-Trampolin. Schlank & fit im Flug

WEITERE BÜCHER ZUM THEMA

Bauer, M. G.: Die Seele läuft mit. Integral Verlag

Bode, T.: Die Essensfälscher. S. Fischer Verlag

Chopra, D.: Heilung – Körper und Seele in Ganzheit erfahren. Nymphenburger

Eden, D.: Energiemedizin für Frauen. VAK-Verlag

Elmadfa, I./Meyer, A. L.: Kalorien im Griff GRÄFE UND UNZER VERLAG

Grillparzer, M./Wendel, S.: Der Feelgood Faktor. Der fünfte Sinn – die Weisheit des Körpers nutzen. Südwest Verlag

Grimm, H.-U.: Vom Verzehr wird abgeraten. Droemer Verlag

Heepen, G. H./Wiedemann, C.: Schüßler-Kuren zum Abnehmen. GRÄFE UND UNZER VERLAG

Hensrud, D.: The Mayo Clinic Diet. GoodBooks

Kasper, H.: Ernährungsmedizin und Diätetik. Urban & Fischer Verlag

Kraske, E.-M.: Säure-Basen-Balance. GRÄFE UND UNZER VERLAG

Peters, A.: Das egoistische Gehirn. Ullstein Verlag

Rother, R./Rother, G.: EFT. Klopfakupressur. GRÄFE UND UNZER VERLAG

Sommer, S.: Der große GU-Kompass Homöopathie. Alltagsbeschwerden selbst behandeln GRÄFE UND UNZER VERLAG

Strunz. U.: Laufend gesund. So mobilisieren Sie die heilende Kraft des Körpers. Heyne Verlag

Storch, M./Cantieni, B./Hüther, G./Tschacher, W.: Embodiment. Die Wechselwirkung zwischen Körper und Psyche. Huber Verlag

Reichelt, K./Sommer, S.: Globuli statt Pillen. GRÄFE UND UNZER VERLAG

Vollmer, H.: Hormone und was Frauen darüber wissen müssen. Ueberreuter Verlag

Zulley, J.: Mein Buch vom guten Schlaf. Mosaik/Goldmann

Adressen, die weiterhelfen

INFOS ONLINE

GLYX-Tipps

- **Kostenloser GLYX-Letter:**
www.mariongrillparzer.de

- **Blog der Autorin,** in dem sie schreibt, was ihr zum Thema Gesundheit durch den Kopf geht: www.xunt.de

- **News, aktuelle GLYX-Termine** (Seminare, Ausbildung), und das Forum für Fragen und Erfahrungsaustausch: www.die-glyx-diaet.de

Kleine Motivationsfilme

»Abnehmen mit Minuten-Tipps«
(bei Youtube Marion Grillparzer eingeben)

Infos & Hilfe

Infos für Verbraucher
www.lebensmittelklarheit.de

www.foodwatch.de

GLYX-Datenbank auf Englisch
www.glycemicindex.com

Slow Food, Vereinigung für Genießer
www.slowfood.de

Wissens-Portale
www.wissenschaft.de
www.eatsmarter.de
www.aerztezeitung.de

Hilfe bei Essstörungen
www.bzga-essstörungen.de
www.cinderella-rat-bei-essstörungen.de
www.hungrig-online.de

UNSERE EXPERTEN

Holle Bartosch, Sportwissenschaftlerin, Yogalehrerin
www.naradayoga.com

Manuela Böhme, Kurzzeittherapeutin
www.dosai.de

Alles über die Theorie von
Prof. Dr. Achim Peters
www.selfish-brain.com

Fitnessexperte und Internist
Dr. Ulrich Strunz
www.strunz.com

Praxis für Komplementärmedizin,
Simone Weider
wwww.weider.ch

ESS-SERVICE

Erbsen-Eiweiß-Pulver: www.fidolino.com

Essig-Manufaktur: www.doktorenhof.de

GLYX-Kerne: www.die-glyx-diaet.de

Snack-Packs fürs Büro
www.snackpack.at
www.takeforbreak.de

Verband bäuerlicher Lieferbetriebe
www.oekokiste.de

SONSTIGES

Diogenes Studie:
www.diogenes-eu-org/weightlossstudy

Nestlé-Studie 2011:
www.nestle.de/Unternehmen/Nestle-Studie

Sachregister

A

Achtsamkeit 60
Adrenalin 62
Anti-Stress-Essen 22
Anti-Stress-Frühstück 70
Antiinflammatorisch essen 40
Antistress-Elexier 64
Arachidonsäure (AA) 63

B

Balance tanken 88
Bauch befreien 90
Bauchmuskulatur 90
Beeren 71
Bewegung 22, 48
Bewegungsmeditation 84
Bio-Impedanz-Analyse-Waage
    52, 59
Biofeedback 45
Bitterstoffe 69
Bluttest 42
Bodyproof 86
Brust weiten 90
Butterfly-Technik 61

C

Candida 43
Cortisol 9, 31, 62
CRP ultrasensitiv 62

D

Darm 41
Darm putzen 69
Detox-Bad 69
Dickmacher 33, 38
Docoshexaensäure (DHA) 63
Dopamin 9, 62
Drehsitz 88

E

Eicospentaensäure (EPA) 63
Eiweiß 27, 36, 76
Eiweißpulver 76, 97

Energiefluss 53
Energiemedizin 53
Energiestütz 92
Entlastungstag 69
Entzündungen 9, 39 f.

F

Ferritin 63
Fett 80
Fettsäuren 63
Fettsäurenprofil 40
Fettsäurenquotient 63
Fettverbrennung 9
Flexibilität 22, 88
Flohsamen 41
Fröhlichkeit wecken 88
Frühstücksmuffel 70

G

GABA 62
Gedanken 57
Geflügel 76
Gehirn 28, 35 f.
Glukosetoleranz-Test 29
Glutaminsäure 62
Glykämischer Index 78
GLYX-Diät 78
GLYX-mobil-Regeln 97
GLYX-Prinzip 19
GLYXen 10, 14, 18, 79

H

Henkelmann 74
Herz-Test 44
Herzmeditation 95
Herzratenvariabilität (HRV) 44
Himmel und Erde verbinden 89
Homa-Index 29
Homocystein 63
Hormone 9
HRV-Messung 44
hs-CRP-Wert 39
Hunger 29, 31, 51

I/K

Insulin 29
Insulinresistenz 29, 39
Körpersignale 67
Körperwahrnehmung 51
Kraft 92

L

Lebensenergie 92
Lebensmittelunverträglich-
    keiten 41
Leberwickel 69
Lipolyse 9
Loslassen 95
Lupine 97

M

Machtvolle Haltung 94
Magnesium 63
Maxxl 74
Meditation 17, 48
Meditieren 20, 41
Müdigkeit 51

N

Nahrungsergänzung 40
Nasenatmung 66
Niere unterstützen 69
Noradrenalin 62

O/P

Ohren entfalten 87
Olivenöl 80
Omega-3-Mangel-Heißhunger
    37
Omega-3-Fischölkapseln 37
Östrogenmangel 31
Priming 57 f.

R

Reizdarmsyndrom 41
Resilienz 24 f.
Rückbeugen 90

Service 125

S
Schlaf 16
Schlafhilfen 17
Schokolade 71
Schrittzähler 66
Selbstbeherrschung 53
Serotonin 34, 62
Stress 11, 12, 17, 23, 27, 28, 44,
  51, 53
Stress-Heißhunger-Falle 96
Stresshormone 49

Stressoren 15
Stressprofil 62
Stresstest 46

T
Testosteron 29, 30
Thymusdrüse klopfen 87
To-Go-Mentalität 19
Trampolin 51, 82
Transfette 81
Tryptophan 37

U/V
Umgekehrter Krieger 92
Vibrationstraining 83

W
Wechselatmung 66
Wechseljahre 31
Wenn-dann-Regel 16

Y/Z
Yoga-Baum 91
Zuckersucht 33

Rezeptregister

A
Asia-Wok-Geschnetzeltes 108
Avocado-Melisse-Smoothie
  105

B
Beeren mit Schokojoghurt 71
Blumenkohlsuppe mit
  Garnelen 114
Bohnen-Paprika-Paste 99
Brokkoli-Orecchiette mit
  Mozzarella 113
Bulgursalat mit Feta 118
Buttermilch-Spinat-Drink
  104

D/E/F
Dinkel-Gemüse-Curry mit
  Garnelen 112
Eier im Glas 71
Frühlingszwiebel-Omelett mit
  Räucherlachs 71

G
Gemüse-Frittata 107
Gemüsepfanne mit Feta 106
Gemüsesuppe mit Hähnchen-
  filet 115
Gesunde Snacks 73
GLYX-Vinaigrette 101

Grüner Spargel mit Tofu-Salsa
  106
Gurken-Wasabi-Lassi 102

I/L
Ingweressig 72
Lachs-Kohlrabi-Pfanne mit
  Senf 109
Linseneintopf mit Tofu 116

O/P
Obstsalat mit Quark-Honig
  71
Paprika-Fischtopf 117
Petersilien-Walnuss-Pesto
  100
Pikante Ziegenkäsecreme 99
Putenpäckchen mit Apfel-
  Lauch-Gemüse 108

R
Rosmarin-Walnuss-Joghurt
  102
Rote Linsen-Tomaten-Pesto
  100

S
Salat mit Ei und Buttermilch-
  dressing 119
Sauerkirsch-Muffins mit
  Mandeln 121

Scharfer Glasnudelsalat mit
  Hühnerstreifen 118

T
Thai-Putentopf mit Sojanu-
  deln 116
Thunfisch-Basilikum-Auf-
  strich 99
Tomaten-Feta-Muffins 120
Tomaten-Lauch-Hackfleisch-
  Ragout 112
Tomaten-Rucola-Joghurt 103
Tomatensuppe mit Ricotta-
  nocken 114

V
Vollkorn-Wraps (Grundre-
  zept) 110
Vollkorn-Wraps mit Gemüse
  und Frischkäse 110
Vollkorn-Wraps mit scharfem
  Asia-Hähnchen 111
Vollkorn-Wraps mit Spinat
  und Räucherlachs 111

Z
Zellschutzcocktail 70
Zucchini-Basilikum-Smoothie
  104
Zucchini-Käse-Muffins 120

Zu bestellen

Wir liefern alles zu Ihnen nach Hause

Fatburner-Trampolin: Der fröhlichste Hometrainer der Welt wurde extra für Marion Grillparzer von einer renommierten deutschen Firma entwickelt, natürlich TÜV- und GS-geprüft. Das langlebige Fatburner-Trampolin gibt es in 4 Gewichtsklassen von 30 bis 180 Kilogramm Körpergewicht (ab 189,– €). Passt zum Training: Flexband in zwei Stärken.

Xco-Trainer: Hanteln mit Schwungmasse erhöhen den Trainingseffekt um etwa 33 Prozent. (99,– Euro).

GLYX-Rad: Supergemütliches Nostalgie-Rad (bis 130 Kilo!) Gemuffte Stahlrahmen, Brooks-Sattel, lustige Farben. Einfach, stark, retro, elegant. Damit möchte man um die Welt radeln … (ab 649,– €). Neu: Elmundo. Cargobike (auch Elektro) ersetzt den Zweitwagen.

Galileo: Vibrationstraining für Zeitlose: Mit seitenalternierender Muskelstimulation trainiert man in wenigen Minuten Beine, Bauch und Rücken, stärkt die Knochen, baut Muskeln auf und Fett ab, entspannt den gesamten Körper. Gibt es in 4 Ausführungen (ab 3599,– €).

Eiweißformel 7 plus: Für die Autorin entwickeltes Eiweißpulver (fast) ohne Kohlenhydrate mit hoher biologischer Wertigkeit und niedrigem GLYX, dem Fatburner L-Carnitin und Magnesiumcitrat für den Säure-Basen-Haushalt. Hilft, den täglichen Eiweißbedarf zu decken: 10 g Pulver liefern 8 g Eiweiß. Ohne Farb-, Süß- und synthetische Aromastoffe (560 Gramm, 39,– €).

GLYX-Amine: Gegen den Stress. Mehr Energie – weniger Heißhunger. Einzigartiges Granulat mit den Aminosäuren Tryptophan und Glutamin, B-Vitaminen, Biotin, Vitamin D3, Chrom, Carnitin, Grünteeextrakt, Hydroxicitrat, OPC und Ballaststoffen (für 30 Tage 49,– €).

Kristall-Base Bittertrunk: Uralte kaukasische Kräuterrezeptur und neueste Erkenntnisse fließen zusammen zu einem einzigartigen Blüten- und Bitterkräutertrunk, einer Basenmineralmischung die auch entsäuert (19,– €).

GLYX-Kerne: Kürbiskerne aus der Steiermark mit Bitterschokolade (mind. 75 Prozent Kakaomasse) umhüllt – im Geschmacks-Trio Orange, Minze und Chili. 3 Packungen (à 80 g) 11,90 €.

Maxxl: Der Design-Vakuumisolierbehälter mit drei Abteilungen – zum Mitnehmen der GLYX-Gerichte auf die Reise, ins Büro.(29,– €)

Auch im Sortiment: Talisman, Traumschwinger, handgewebte Yoga-Matte, Analysewaage, Bittertrunk, Mixer, Meditationskissen, GLYX-Mühle, Getreide-Flocker, Schrittzähler, Natur-Kosmetik, Pulsuhr, Flexi-Bar, Mix-Kochsystem, E-Books …

Bestellen und/oder informieren unter :
www.fidolino.com
Telefon: (0049)/ (0) 89/ 40 26 81 35
Fax: (0049)/ (0) 89 / 40 26 81 34
E-Mail: info@fidolino.com

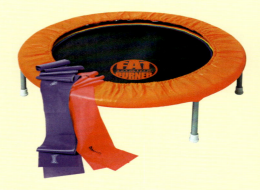

Impressum

© 2013 GRÄFE UND UNZER VERLAG GmbH, München

Alle Rechte vorbehalten. Nachdruck, auch auszugsweise, sowie Verbreitung durch Bild, Funk, Fernsehen und Internet, durch fotomechanische Wiedergabe, Tonträger und Datenverarbeitungssysteme jeder Art nur mit schriftlicher Genehmigung des Verlages.

Projektleitung: Corinna Feicht

Lektorat: Maryna Zimdars

Bildredaktion: Henrike Schechter/Julia Fell

Umschlaggestaltung und Layout: independent Medien-Design, Horst Moser, München

Herstellung: Miriam-Jana Eberwein

Satz: Christopher Hammond

Lithos: Repro Ludwig, Zell am See

Druck und Bindung: Firmengruppe APPL, aprinta druck, Wemding

ISBN 978-3-8338-2732-7

1. Auflage 2013

Umwelthinweis

Dieses Buch ist auf PEFC-zertifiziertem Papier aus nachhaltiger Waldwirtschaft gedruckt.

Bildnachweis

Fotoproduktion Übungen: Johannes Rodach (Innenteil und U4 li.)

Fotoproduktion Food: Studio L'Eveque / Tanja und Harry Bischof (Innenteil und U4 re.)

Weitere Fotos: Corbis: S. 6/7, S. 54/55; D. Craven: Cover; Fotalia: S. 59; GU: H. Keitel: S. 4, S. 126; Kramp + Gölling: S. 77; J. Schmiedel: S. 64; M. Grillparzer: S. 74; Mauritius Images: S. 8; Plainpicture: U2/S. 1, S. 26, S. 47; Shutterstock: S. 66; Studio L'Eveque / T. und H. Bischof: S. 56, S. 96.

Illustrationen (S. 73, S. 98): Gert Schlees

Syndication: www.jalag-syndication.de

Dank

Für die liebevolle Hilfe danke ich Holle Bartosch, Martina Kittler, Verena Kohlhase – und natürlich meinem mich stets mit GLYX und Glück versorgendem Mann Wolf. Auch danke sage ich für die lieben Worte und guten Nerven meiner Lektorin Maryna Zimdars.

Wichtiger Hinweis

Alle Ratschläge und Hinweise in diesem Buch wurden vom Autor nach bestem Wissen erstellt und mit größtmöglicher Sorgfalt geprüft. Sie bieten jedoch keinen Ersatz für kompetenten persönlichen medizinischen Rat. Jede Leserin, jeder Leser ist für das eigene Tun selbst verantwortlich. Weder Autor noch Verlag können für eventuelle Nachteile oder Schäden, die aus den im Buch gegebenen praktischen Hinweisen resultieren, eine Haftung übernehmen.

 www.facebook.com/gu.verlag

Unsere Garantie

Mit dem Kauf dieses Buches haben Sie sich für ein Qualitätsprodukt entschieden. Wir haben alle Informationen in diesem Ratgeber sorgfältig und gewissenhaft geprüft. Sollte Ihnen dennoch ein Fehler auffallen, bitten wir Sie, uns das Buch mit dem entsprechenden Hinweis zurückzusenden. Gerne tauschen wir Ihnen den GU-Ratgeber gegen einen anderen zum gleichen oder zu einem ähnlichen Thema um.

Liebe Leserin und lieber Leser,

wir freuen uns, dass Sie sich für ein GU-Buch entschieden haben. Mit Ihrem Kauf setzen Sie auf die Qualität, Kompetenz und Aktualität unserer Ratgeber. Dafür sagen wir Danke! Wir wollen als führender Ratgeberverlag noch besser werden. Daher ist uns Ihre Meinung wichtig. Bitte senden Sie uns Ihre Anregungen, Ihre Kritik oder Ihr Lob zu unseren Büchern. Haben Sie Fragen oder benötigen Sie weiteren Rat zum Thema? Wir freuen uns auf Ihre Nachricht!

GRÄFE UND UNZER VERLAG
Leserservice
Postfach 86 03 13
81630 München

Wir sind für Sie da!
Montag–Donnerstag: 8.00–18.00 Uhr
Freitag: 8.00–16.00 Uhr
Tel.: 0800/7 23 73 33
Fax: 0800/5 01 20 54
(kostenlose Servicenummern)
E-Mail: leserservice@graefe-und-unzer.de

Neugierig auf GU?
Jetzt das GU Kundenmagazin und die GU Newsletter abonnieren.

Wollen Sie noch mehr Aktuelles von GU erfahren, dann abonnieren Sie unser kostenloses GU Magazin und/oder unseren kostenlosen GU-Online-Newsletter. Hier ganz einfach anmelden:
www.gu.de/anmeldung

Ein Unternehmen der
GANSKE VERLAGSGRUPPE